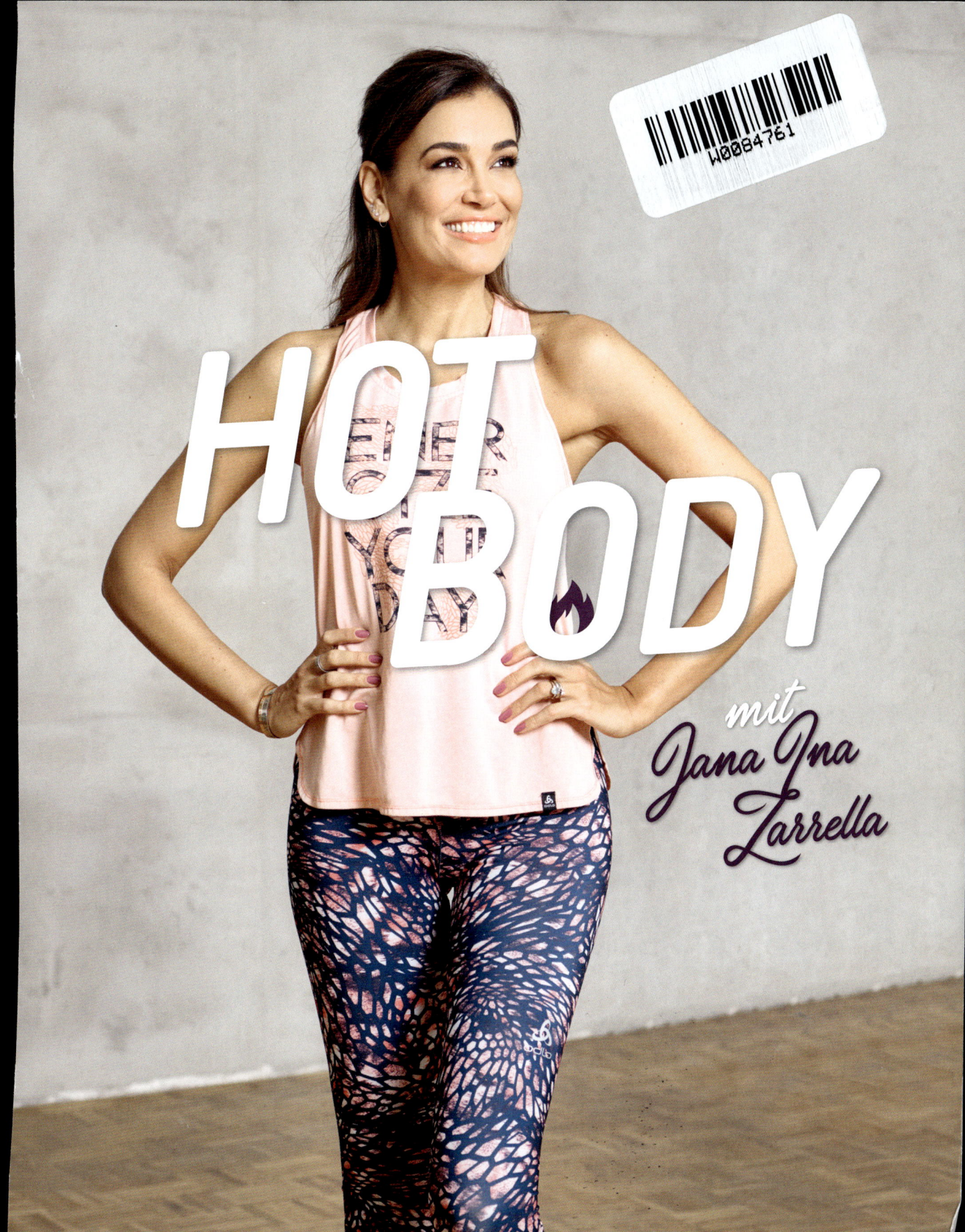

HOT BODY

mit *Jana Ina Zarrella*

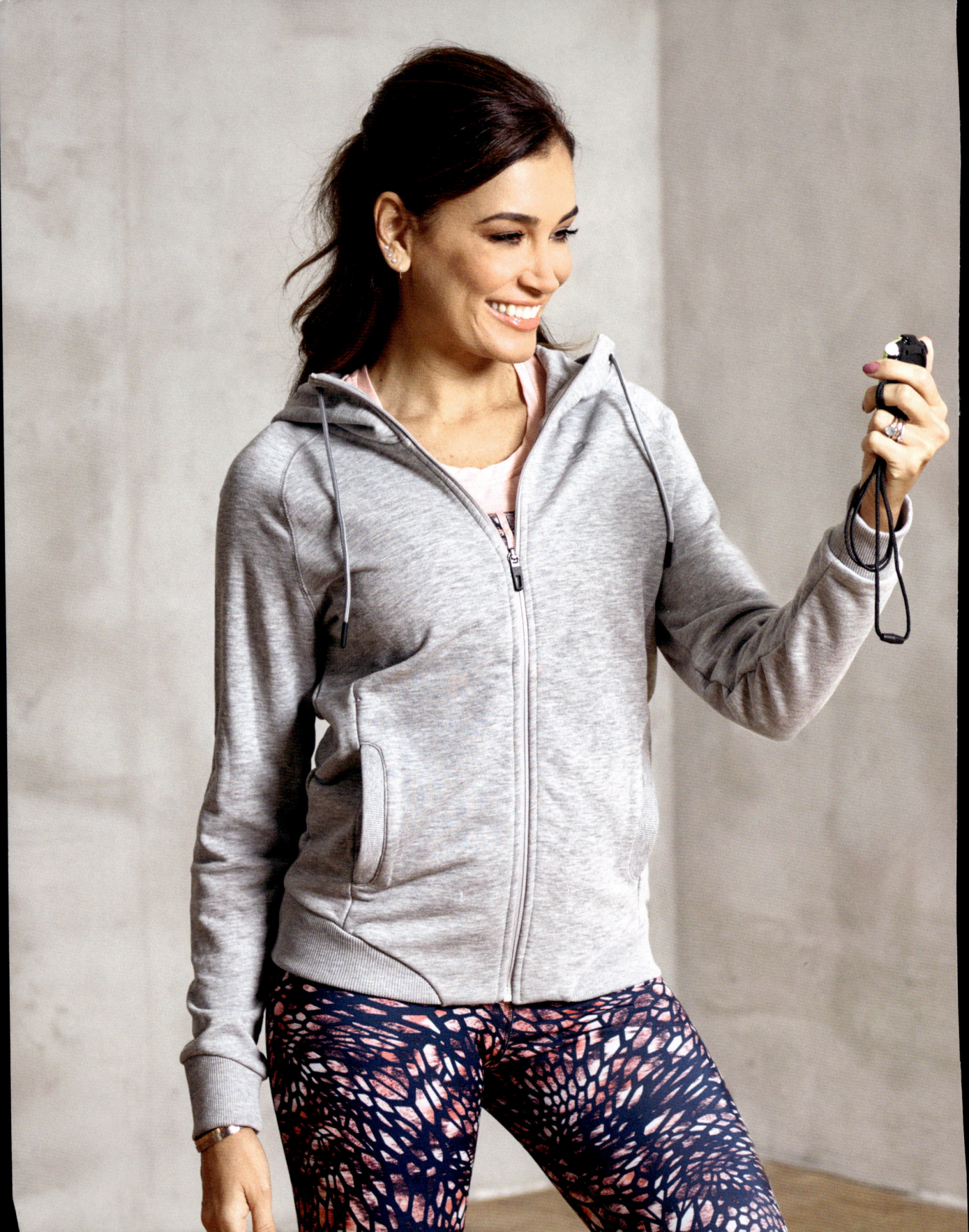

HOT BODY

mit *Jana Ina Zarrella*

LAST MINUTE zum TRAUMKÖRPER

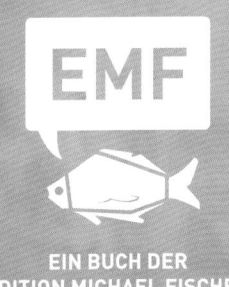

EMF

EIN BUCH DER
EDITION MICHAEL FISCHER

INHALT

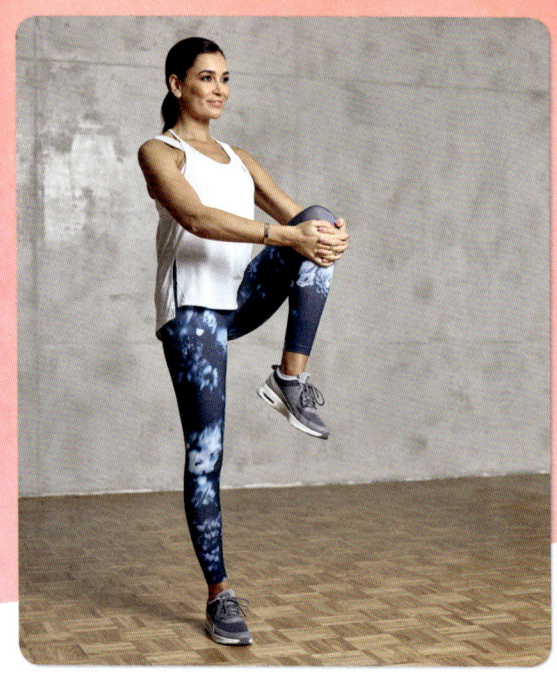

Meine Story

Mein Fitnessprogramm

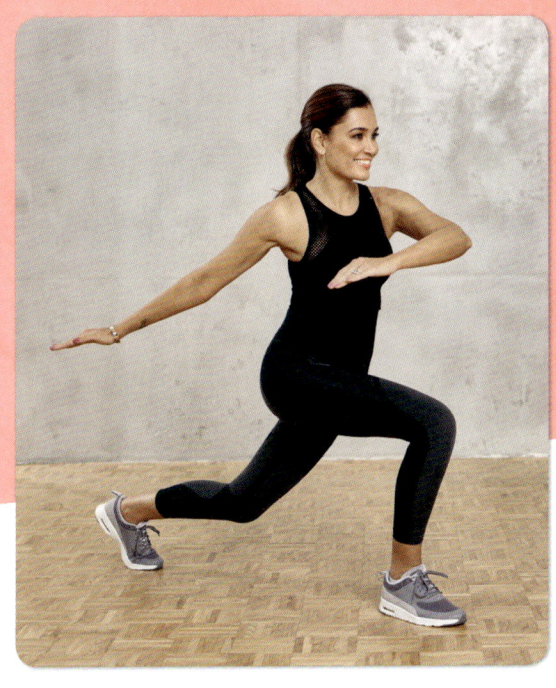
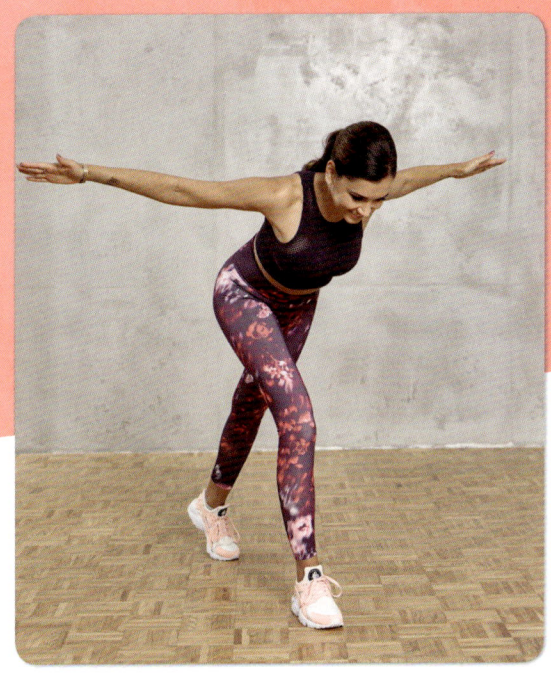

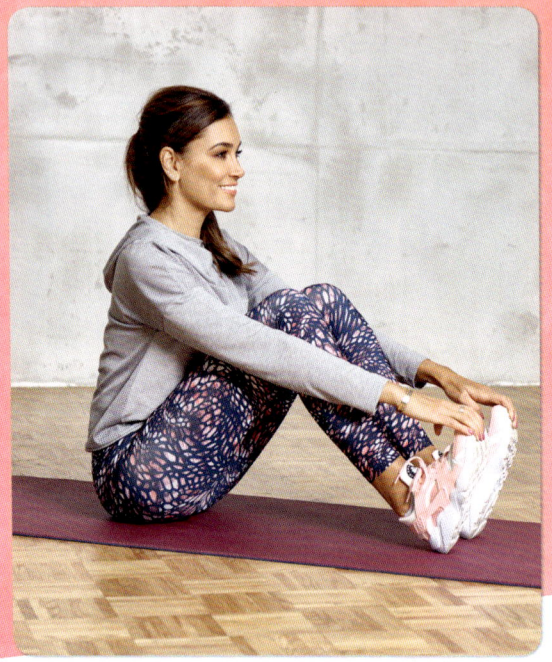
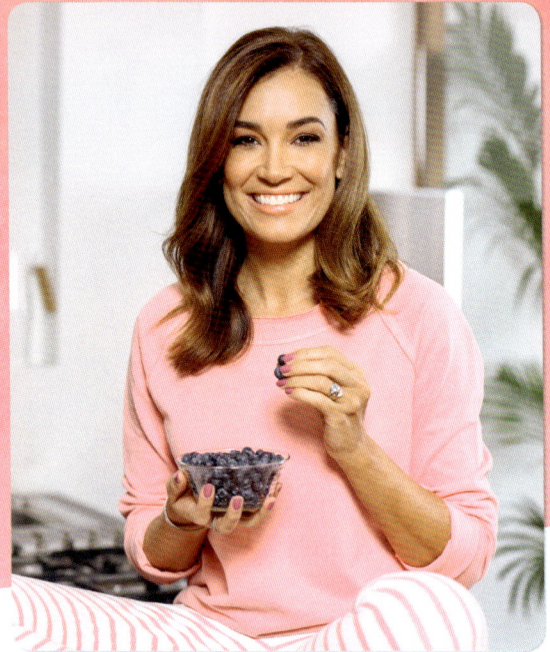

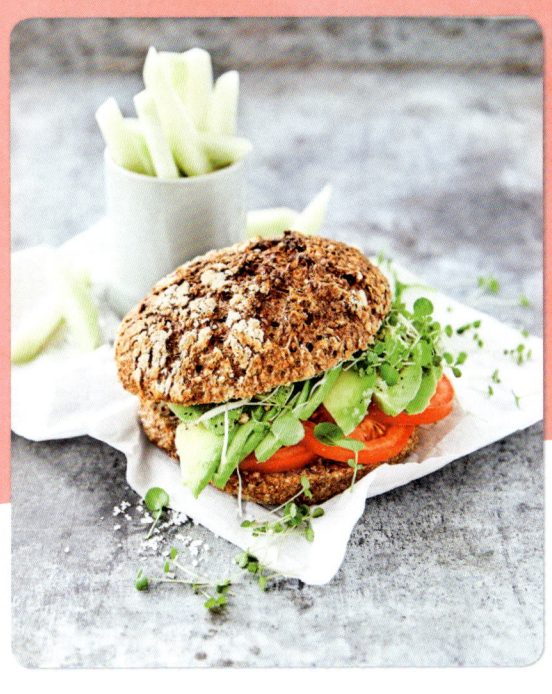
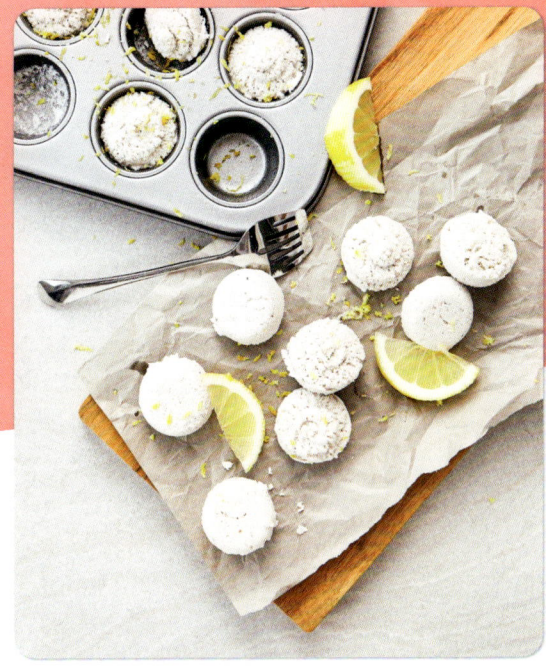

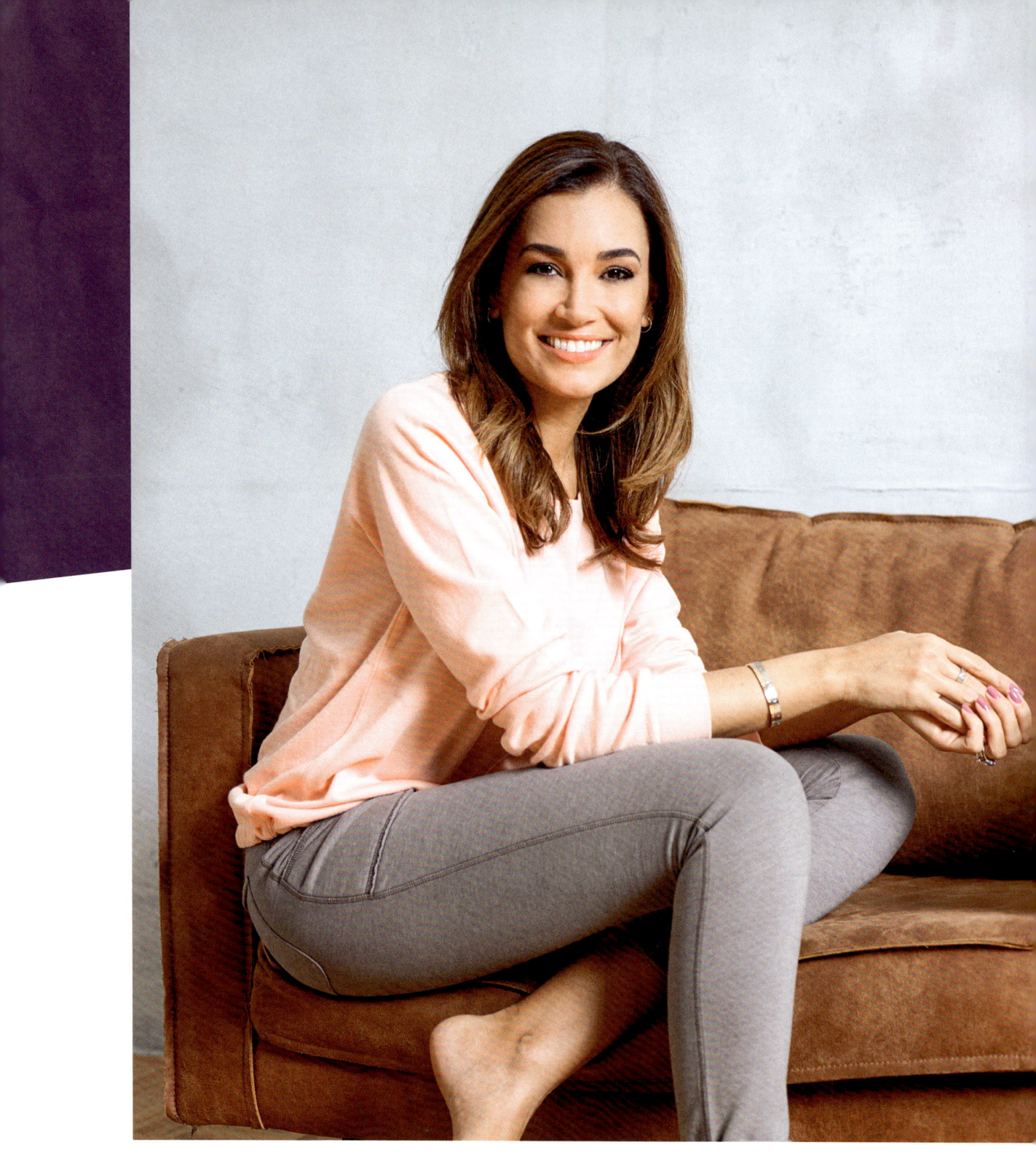

VORWORT

Liebe Leserin,

ich freue mich, dass du mein Buch in deinen Händen hältst! Vielleicht bist du genau wie ich Mama von Kids, hast einen fordernden Job, der dich zeitlich einspannt, und musst viele Herausforderungen gleichzeitig jonglieren. Und es stimmt: Job, Familie, Partnerschaft, Haushalt — alles unter einen Hut zu bringen, ist nicht einfach. Dann auch noch Sport machen, um wenigstens fit und in Form zu bleiben? Wie soll das noch reinpassen in den Terminkalender?, fragen sich viele Frauen. Und dann ist da ja noch der prominente Schweinehund ... gegen den ist doch sowieso kein Kraut gewachsen, da ist jeder Widerstand nutzlos. Wirklich?

Nein, eben nicht! Es ist für uns Frauen mit den herausfordernden Mehrfachrollen nämlich gar nicht so schwer, ein fittes und gesundes Leben zu führen und den stressigen Alltag viel leichter zu meistern. Vor allem ist es nie zu spät, in eine aktivere Zukunft zu starten. Ich selbst habe den Weg in den Sport erst im Alter von fast 40 Jahren gefunden und dabei auch noch festgestellt: Es macht Spaß,

es wirkt und tut richtig gut! Ich möchte Frauen in meinem Alter und mit ähnlichen familiär-beruflichen Lebensentwürfen motivieren, etwas für sich zu tun. Wo auch immer du stehst — starte jetzt durch!

Dieses Buch wird dir zeigen, wie du dich sogar mit sehr kleinem Zeiteinsatz superschnell in Form bringst und mit viel Freude Bewegung in dein Leben integrierst. Dazu findest du je nach verfügbarer Zeit und Zielsetzung unterschiedliche hochwirksame Bodyweight-Trainingsprogramme, die du zu jeder Zeit an jedem Ort und ganz ohne Equipment bereits in 20 Minuten durchziehen kannst. Das Tolle ist, die Übungen haben es zwar in sich, sind aber sehr einfach und ohne große Vorkenntnisse durchführbar und belohnen dich nach kürzester Zeit mit sichtbarem Erfolg! Natürlich habe ich auch viele wertvolle Tipps zu Motivation, Lifestyle, Wellness und Ernährung für dich. Und jede Menge tolle Rezepte findest du auch im Buch.

Also, worauf noch warten? Gib dir im Spiegel ein High Five, schenk dir ein Lächeln, und auf geht's!

Deine

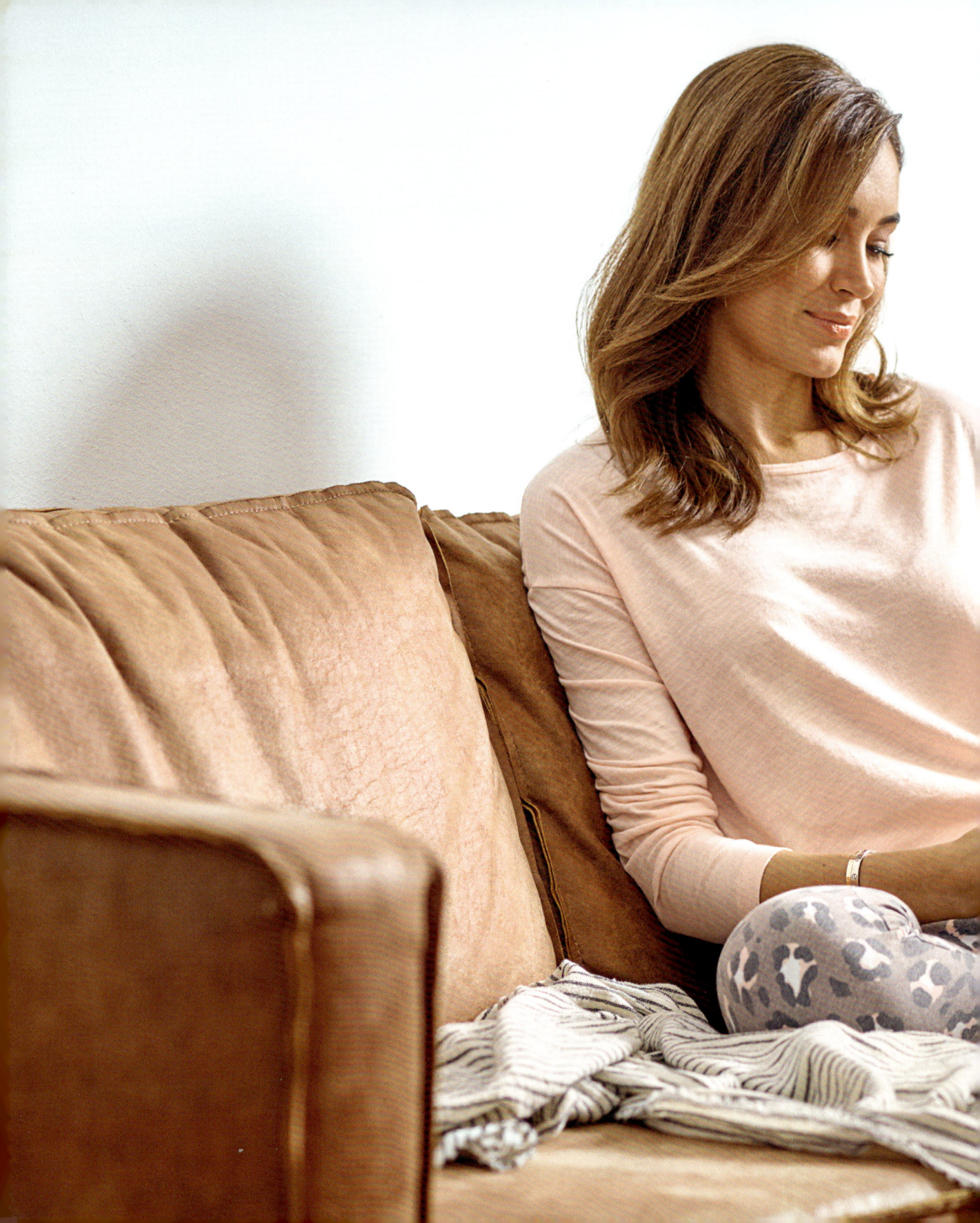

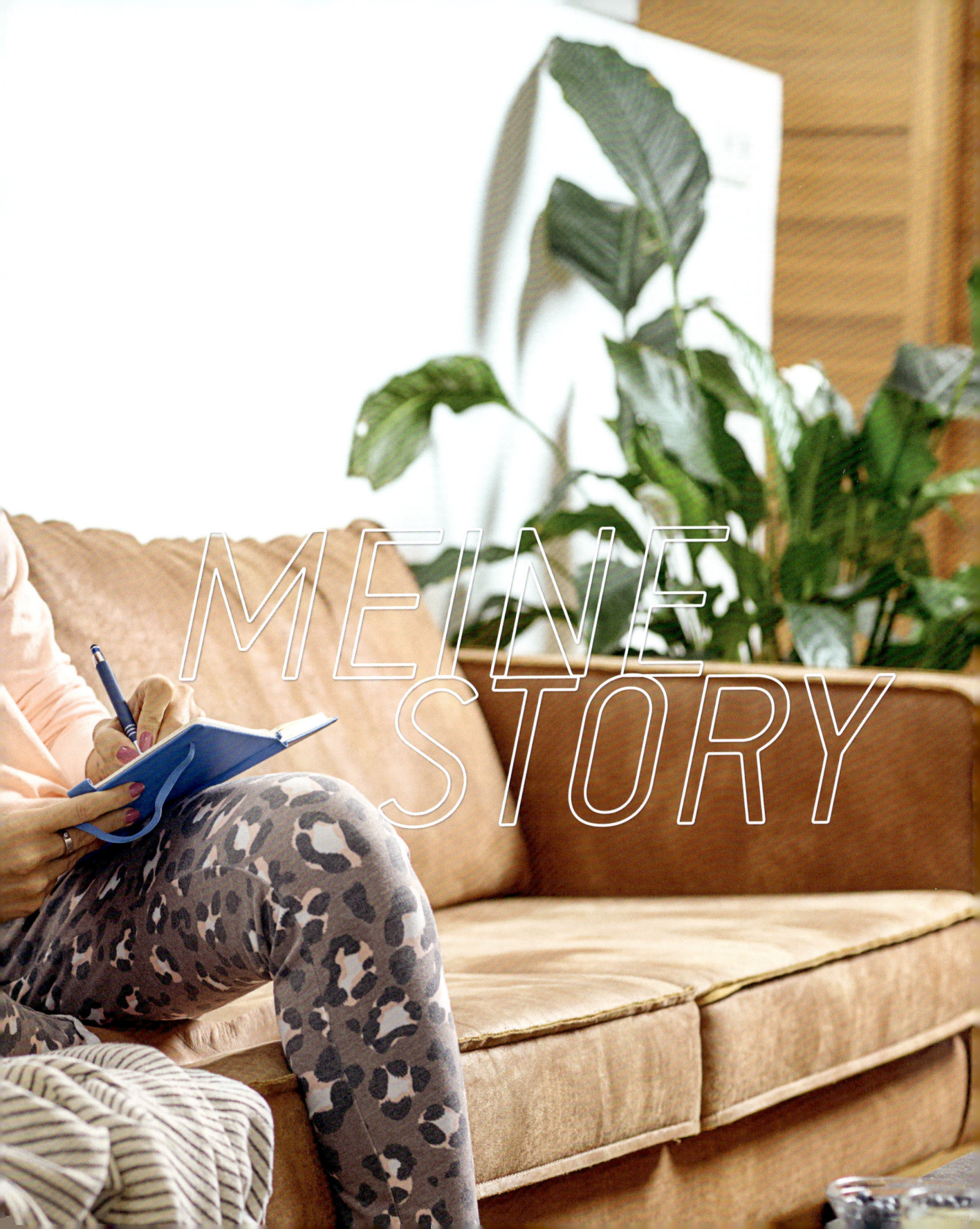

MEINE FITNESS-STORY

Das Besondere an meiner Fitness-Story? Das Besondere ist wohl, dass sie eigentlich ganz gewöhnlich ist wie viele andere auch! Denn bis kurz vor meinem 40. Lebensjahr waren Fitness und Sport nicht wirklich Teil meines Lebens. Sport treiben und Fitnessprogramme durchziehen — auf diesen Gedanken wäre ich früher nie gekommen. Wozu auch, dachte ich immer, war ich doch mit der glücklichen Veranlagung beschenkt, dass ich schon von Kindesbeinen an immer schlank gewesen bin.

Doch dann wurde 2014 mit einem Bikini-Job für Lascana alles anders: Im Rahmen der WM, die in jenem Jahr in meinem Heimatland Brasilien ausgetragen wurde, sollte ich als Botschafterin der Bikini-Kampagne „Lascana goes Brazil" Nachwuchsmodels suchen. Für mich damals 37-jährige zweifache Mama war das schon eine große Herausforderung — und ohne angeleitetes Sportprogramm und Ernährungsumstellung als Bikini-Botschafterin ein Fotoshooting in einem Hauch von Stoff mitmachen? Nein, auf keinen Fall! Auch wenn ich für mein Alter und als Mutter von zwei Kindern noch eine schlanke Figur hatte — das war trotzdem keine Option. Ich musste also trainieren. Und ich musste zunächst einmal auch sehr diszipliniert meine Ernährung umstellen. Gar keine leichte Aufgabe, gebe ich zu — auf dem Weg zur Bikini-Figur träumte ich so manches Mal von Pizza, Pommes und Schokolade, denn diese waren für eine Weile rigoros vom Speiseplan gestrichen. Aber keine Angst — du wirst sehen, dass dieser Hardcore-Verzicht nur an diesen extrem herausfordernden Job mit sehr kurzfristig gesetztem Ziel gekoppelt war.

Auch was sportlich dann auf mich zukam, war erst mal pure Anstrengung und knochenharte Arbeit. Das tägliche disziplinierte Fitnesstraining war wirklich ganz schön anstrengend. Aber ich war zugleich erstaunt, denn irgendwie fühlte es sich auch gut an. Unabhängig davon, dass durch das tägliche Workout mein Körper stärker, fester und definierter wurde, fühlte ich mich auch leistungsfähiger, energiereicher und dynamischer im Alltag. Der neu in mein Leben getretene Sport machte etwas mit mir, veränderte mein Leben positiv und wurde von da an zu meinem regelmäßigen Begleiter.

Als ich den Bikini-Job hinter mir gelassen hatte, machte ich mich auf eigene Faust auf den Weg, den für mich geeigneten Sport zu finden. Klar war nämlich auch nach dem täglichen Trainingsprogramm für Lascana: Ein Sportprogramm, das mich regelmäßig im Alltag begleitet, sollte auf jeden Fall Spaß machen und nicht nur funktionieren. Ganz wichtig zudem: Eine Sporteinheit sollte alltagstauglich sein für mich als leidenschaftliche Mama mit gleichzeitig vollem beruflichem Terminkalender. So habe ich alles Mögliche ausprobiert, unter anderem Yoga, Pilates und viel anderes Ganzkörper-Fitnesstraining — bei Pilates bin ich geblieben. Das war einfach genau mein Ding. Seitdem ist es für mich das Größte, meine Freundinnen zweimal in der Woche zum Pilates zu treffen. Aber auch mein Bodyweight-Workout ist mein treuer Begleiter, denn da ich berufsbedingt ja auch immer mal wieder unterwegs bin, brauche ich ein Training, das einfach ist, überall durchgeführt werden kann und vom Zeiteinsatz flexibel gestaltbar ist. Und schließlich habe ich durch dieses Supertraining erst den Zugang zu sportlicher Bewegung überhaupt gefunden.

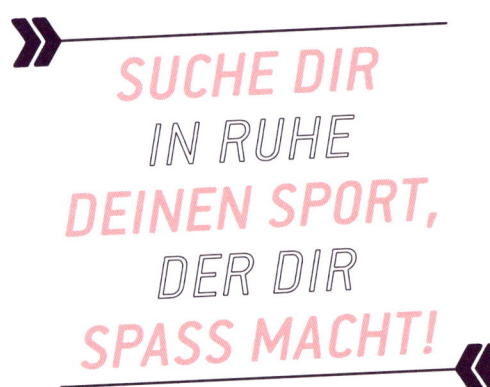

SUCHE DIR IN RUHE DEINEN SPORT, DER DIR SPASS MACHT!

LANGFRISTIGER ERFOLG BENÖTIGT ECHTE FREUDE AN DEM, WAS DU TUST.

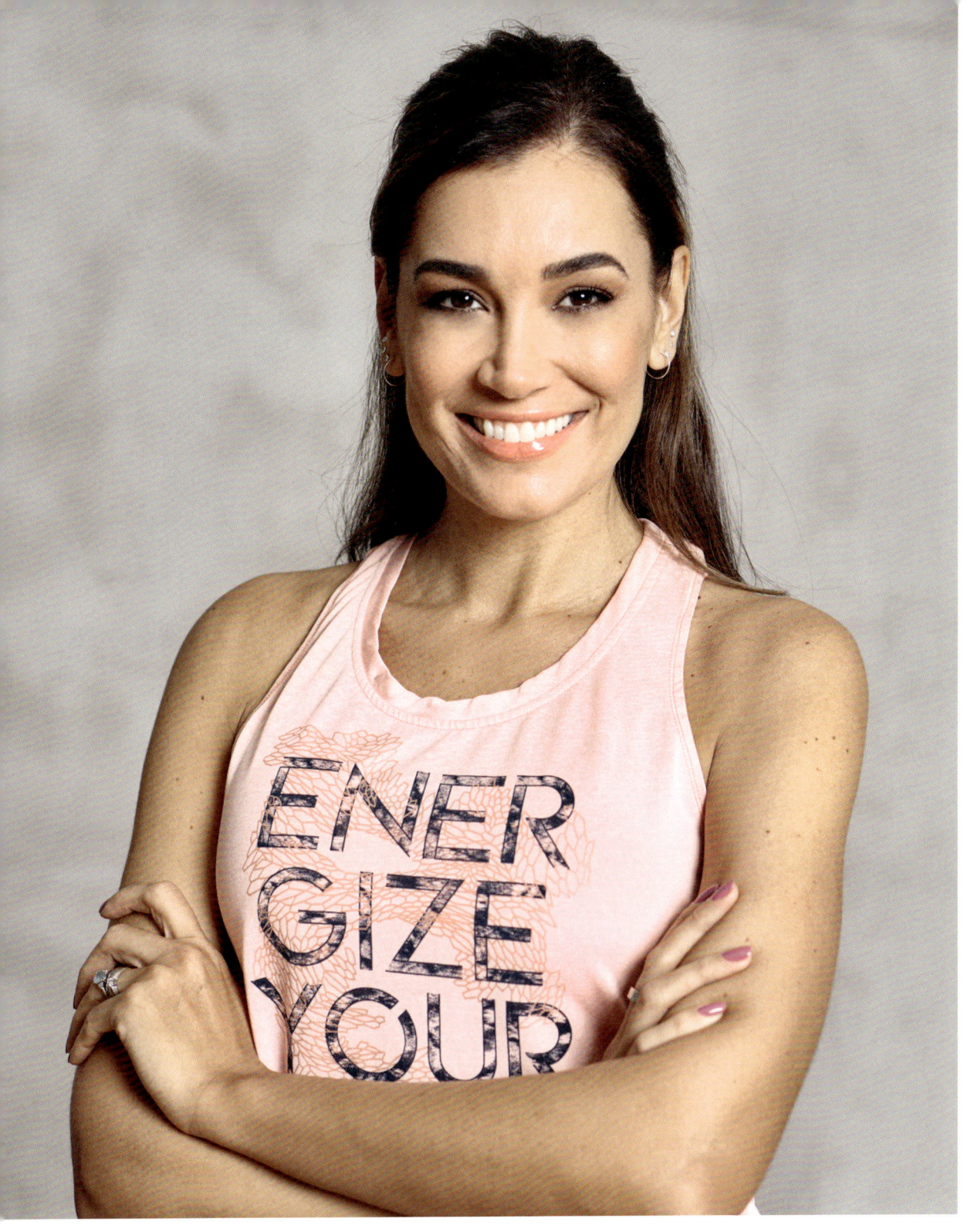

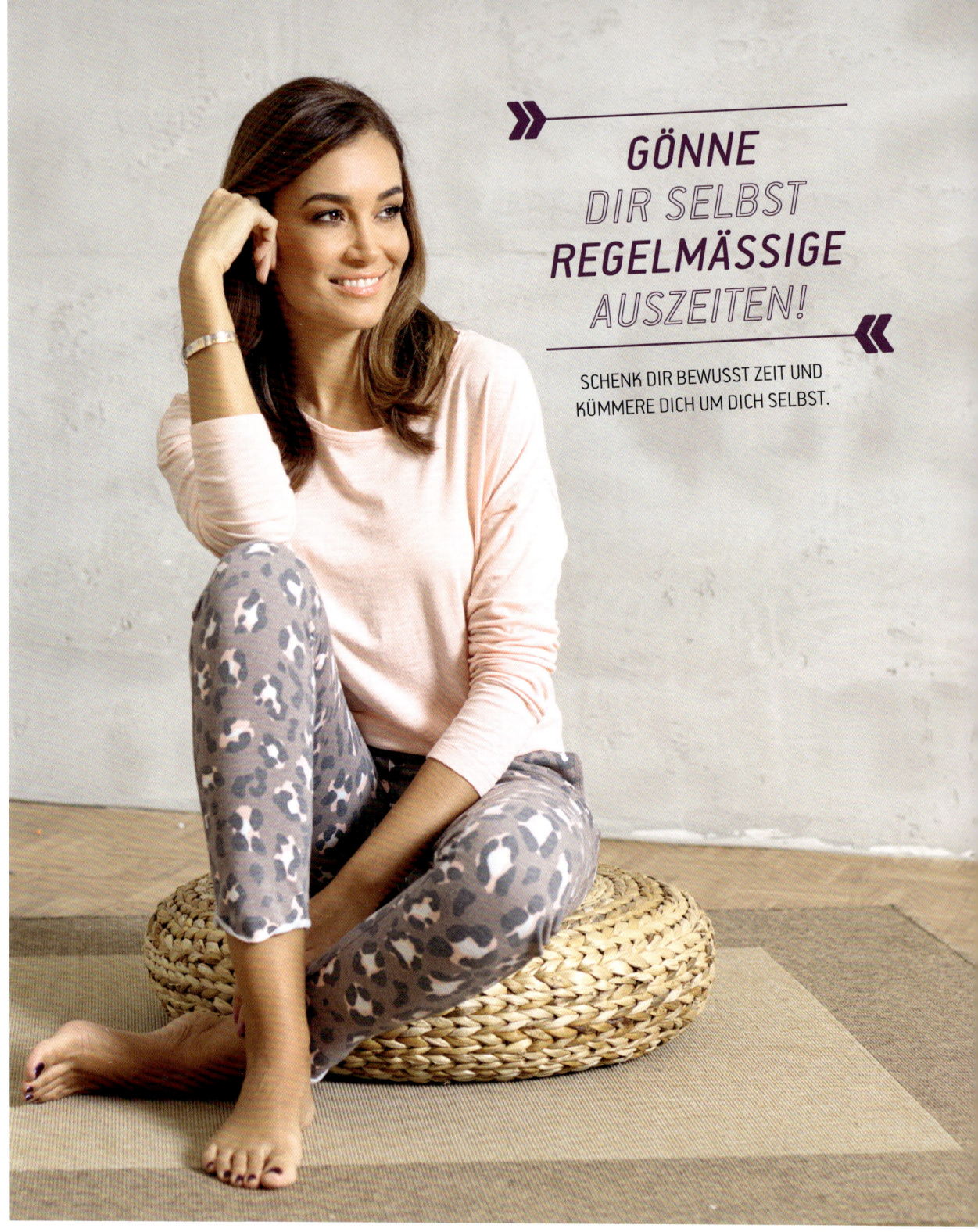

GÖNNE
DIR SELBST
REGELMÄSSIGE
AUSZEITEN!

SCHENK DIR BEWUSST ZEIT UND
KÜMMERE DICH UM DICH SELBST.

DIE VIELEN HÜTE — JOB, KIDS & CO.

Wie schaffst du es, alle Aufgaben unter einen Hut zu bekommen? — Wenn du auch Kinder, Familie und einen Job hast, wirst du diese Frage sicher schon oft gehört haben. Kinder, Hausarbeit, Familie und Partnerschaft, der Job, für den man brennt — das ist schon eine ganze Menge und nicht immer einfach. Und dann bin ich ja nicht nur Mutter, Ehefrau und Geschäftsfrau — ich bin auch einfach nur Frau! Ich will abschalten und einfach nur ich sein. Diese Ich-Zeit ist ein ganz wichtiger Aspekt, den viele Frauen oft vernachlässigen: sich bewusst Zeit schenken und sich um sich selbst kümmern. Denn nur wenn man auch an sich selbst denkt mit kleinen Auszeiten, in denen man Dinge tut, die Kraft spenden, Freude machen und einem selbst guttun — nur dann kann man auch mit voller Kraft für andere Menschen da sein oder seinen Job gut machen. Wie du deine kleinen Ich-Zeiten gestaltest, entscheidest du allein. Sei es, dass du dir eine Massage oder Kosmetikbehandlung gönnst, einen Spaziergang machst, einem Hobby nachgehst, auf dem Sofa ein Buch oder eine Zeitschrift liest, ein Sportprogramm trainierst — dies sind nur ein paar Beispiele. Höre einfach mal in dich hinein, du wirst deine Lieblings-Auszeiten mit Sicherheit schnell finden.

SPORT SCHENKT GLÜCK

Ja, auch sportliches Training ist eine solche Auszeit, wenngleich es hier oftmals erst „Liebe auf den zweiten Blick" ist, denn viele denken dabei zunächst mal an Überwindung und den Schweinehund. Und das ist auch klar, denn Sport ist ja durchaus an Anstrengung gekoppelt. Dafür wirst du aber auch doppelt und dreifach belohnt, wenn du dir einen Ruck gibst und ein Trainingsprogramm einfach mal ausprobierst.

Seit meiner ersten richtigen Begegnung mit Fitnesssport für das Lascana-Fotoshooting weiß ich, dass eins definitiv stimmt: Sport schenkt Glück! Im Workout kann ich komplett abschalten und so richtig meinen Kopf ausleeren. Seien es meine regelmäßigen Pilates-Stunden zu Hause oder, wenn ich reise, meine hochintensiven Übungen der Kurz-Workouts, die ich euch hier in meinem Buch vorstellen werde. Die kurzen knackigen Trainingsprogramme sind so konzipiert, dass du sie überall machen kannst. Du brauchst nichts als deinen eigenen Körper, eine Matte oder Decke, Motivation und ungefähr 20 Minuten Zeit. Dies lässt sich ideal mit Familie und Job verbinden.

MAMA FIT— KIDS FIT

Ganz besonders bereichernd empfinde ich es auch, für meine Kinder Vorbild zu sein und ihnen vorzuleben, dass Sport und Bewegung zum Leben gehören. So entwickeln Kinder ganz von allein Interesse daran, auch selbst Sport zu treiben, sie haben Freude an Angeboten in Kindergarten, Schule oder Verein und nehmen sportliche Bewegung als Selbstverständlichkeit im Alltag wahr. Und natürlich ist es auch ein super Gefühl, bei einem kleinen Wettrennen oder Fangspiel mit den Kids mithalten zu können, Treppen mit ihnen hochzuhüpfen, ohne zu schwächeln oder kurzatmig zu werden. Eine fitte Mama zu sein ist einfach ein supertolles Gefühl! Und auch ein paar der Übungen habe ich sogar schon im Spiel mit meinen Kindern gemacht. Bei den entsprechenden Übungen wirst du einen Hinweis dazu finden.

UNTERSTÜTZUNG DURCH PARTNER & FREUNDE

Gerade Frauen können dies oft ganz schwer: um Hilfe bitten. Dabei sind Partner, Familie oder eine Freundin, die dich bei Aufgaben des Alltags unterstützen, sehr wichtig. Es sind oft nur Kleinigkeiten, die schon viel bewirken können: eine Besorgung tätigen, die Wäsche aufhängen, das Frühstück machen, die Kinder ins Bett bringen ... Viele Frauen meinen, sie müssen all dies alleine bewältigen. Es ist wichtig, dass wir Frauen lernen, um Hilfe zu bitten. Du musst nicht alles selbst machen, und du musst auch nicht perfekt sein. Lass dir helfen im Alltag! Und was auch sehr wichtig ist: Lass einfach mal was liegen. Und nutze die gewonnene Zeit für dich!

Mein Tipp

Bitte aktiv deinen Partner, Freunde und Familie um Hilfe. Du wirst dich wundern, wie gerne deine Lieben gefragt werden und dich unterstützen!

FITNESS- & LIFESTYLE-TIPPS
FÜR'S GANZE JAHR

Natürlich gehört zu einer „Fitness-Lebensführung" noch viel mehr als ein sportliches Workout-Programm. Betrachte den Begriff Fitness doch mal auf deinen gesamten Lebensstil während des Jahres. In diesem Sinne ist Fitness auf alles bezogen, was du tust – es ist dein bewusster und gesunder Fitness-Lebensstil. Dazu gehören deine Alltagsplanung von Job und Haushalt, deine fest eingerichteten Pausen und Ich-Zeiten, deine Ernährung, Körper- und Hautpflege, dein ausgeglichenes Familien- und Sozialleben usw. Hier als Maßstab immer deinen persönlichen Fitness-Lebensstil anzusetzen, bedeutet eine aktive und selbstbestimmte Gestaltung deines Lebens. Nimm die Bereiche deines Lebens engagiert in die Hand und zuvor einmal unter die Lupe: Wie aktiv gestaltest du dein Leben? Was tust du für dich selbst? Wie gestaltest du deine Pausen? Wie bringst du Körper und Seele in ein Gleichgewicht?

Nachfolgend habe ich für dich ein paar Lifestyle-Tipps zusammengestellt, die mir bei meiner aktiven Lebensführung sehr hilfreich und wichtig sind. Die eine oder andere Sache setzt du ja vielleicht selbst bereits mit Erfolg um? Wie wäre es, wenn du dir die Tipps als kleine Erinnerungsstütze an deine Pinnwand heftest oder an einen anderen Platz, der dir definitiv immer wieder am Tag ins Auge fällt?

SPORT – ES MUSS SPASS MACHEN!

Gerade wenn es darum geht, Sport ins Leben zu integrieren, ist es ganz entscheidend, dass du Spaß an der Sache hast. Nimm dir deshalb genügend Zeit herauszufinden, was dir Spaß macht! Wenn meine Sportprogramme dich bereits begeistern, ist das toll. Doch Menschen begeistern sich schließlich für ganz unterschiedliche Dinge. Ich liebe zum Beispiel außer meinen genialen alltagstauglichen Bodyweight-Programmen auch Zumba und Pilates. Seit langer Zeit schon habe ich Pilates fest in meinen Alltag integriert. Probiere auch du alles aus und entdecke dabei, was dir Spaß macht!

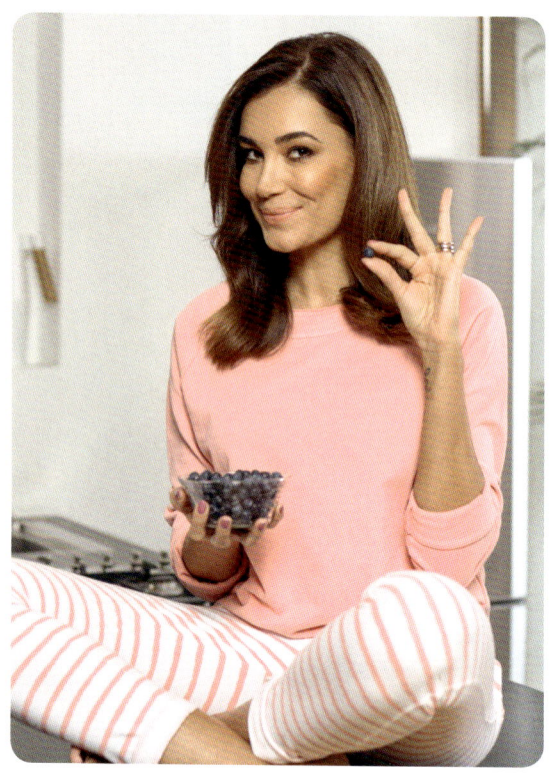

PLANE FESTE SPORTZEITEN

Wir Menschen sind wahre Meister in Ausreden. Bestimmt hast du dich auch schon mit kreativen Gründen und Argumenten selbst übertroffen, um dich und andere zu überzeugen, dass es aber nun wirklich überhaupt nicht möglich war, zum Gym oder Kurs zu gehen. Der lange Arbeitstag, der Stress, die Wäsche, das Wetter, ein plötzliches „wichtiges" Telefonat oder der berühmte Schweinehund, der an diesem Tag einfach gar nicht zu besiegen war …

Daher: Plane deine Sporteinheiten fest im Kalender ein. Ein festgesetzter Termin hat eine viel größere Kraft als das vage Versprechen: „Ich geh morgen oder übermorgen mal zum Sport." Gerade am Anfang muss man sich noch diszipliniert zwingen – ein fester Plan hilft dabei!

EIN ZIEL, FÜR DAS DU BRENNST

Ausreden kannst du auch vermeiden, indem du dir ein klares Ziel setzt, das du unbedingt erreichen möchtest. Vielleicht hast du bereits dein persönliches absolutes Hot-Body-Traumziel und willst dich nun endlich auf den Weg machen? Ein Lieblings-Kleidungsstück soll wieder passen, Schultern und Arme für einen Sommerball straffer und definierter werden, ein paar Pölsterchen an der Taille verschwinden oder vielleicht willst du dich auch einfach nur fitter fühlen? Was auch immer dein Ziel ist: Schreibe es dir klar auf und erzähle es auch deinem Partner und Freunden — auf diese Weise wird dein Ziel eine feste Vereinbarung mit dir selbst, eine Verbindlichkeit, die du nun immer im Auge behältst.

! *Wichtig: Je nach Herausforderung teile ein sehr großes Ziel in kleinere Etappenziele!*

Wenn du beispielsweise sehr viel Gewicht verlieren möchtest, dann gehe dieses große Ziel in Etappen an. Ein Etappenziel könnte sein, innerhalb einer klar definierten Zeitspanne ein bestimmtes Gewicht zu erreichen. Setze dabei das Start- und Zieldatum fest und vor allem: Setze ein realistisches Ziel. Denn je nach Ausgangssituation und individueller Voraussetzung sind ganz unterschiedliche Ziele realistisch. Mach dir daher zunächst ein klares Bild von deinen körperlichen und gesundheitlichen Gegebenheiten und richte danach verantwortungsvoll dein Ziel aus. Realistische kleine Teilziele sind unerlässlich, wenn du ein großes Ziel hast. Und auch wichtig ist: Feiere jede erreichte Station mit Freude und belohne dich mit etwas Kleinem dafür.

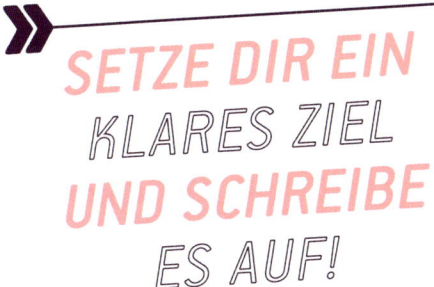

SETZE DIR EIN KLARES ZIEL UND SCHREIBE ES AUF!

SO WIRD DEIN ZIEL EINE FESTE VERBINDLICHE VEREINBARUNG MIT DIR SELBST.

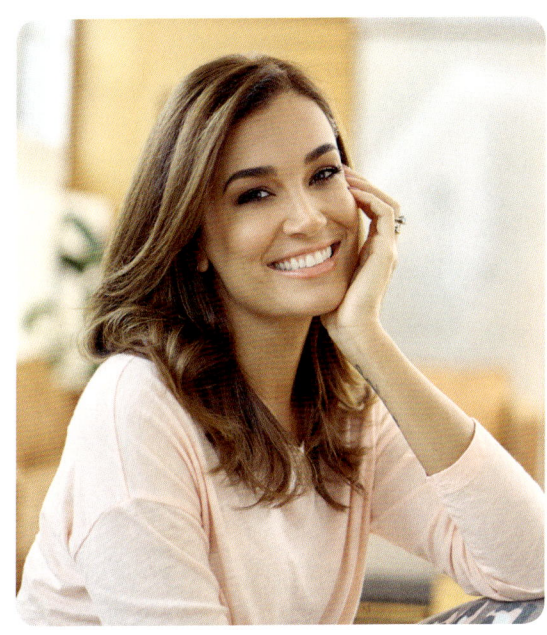

MOTIVIERT SPORTELN MIT FREUNDEN

Unglaublich motivierend empfinde ich zudem, wenn ich mit meinen Freundinnen gemeinsam das Workout durchziehe. Zusammen mit Freunden macht Sport doppelt Spaß — für mich persönlich ist eine Welt ohne Lachen und Freude sowieso undenkbar. Miteinander quatschen und lachen tut gut und gibt einen richtigen Motivationskick! Ohne Fröhlichkeit geht für mich einfach gar nichts! Insofern zählt dies zu meinen wichtigsten Tipps: Such dir für dein Workout einen Trainingspartner, mit dem du gemeinsam durchstartest und gemeinsam Spaß haben kannst!

KÖRPER & SEELE IN BALANCE

Bereits der genannte Aspekt der Freude und des gemeinsamen Lachens weist auf noch etwas anderes hin, das zu einem gesunden Lebensstil gehört: eine balancierte Stärkung von Körper und Seele. Achte deshalb nicht nur auf deinen Körper, indem du regelmäßig trainierst, sondern kümmere dich auch um deine Seele! Hier beginne gleich als Erstes mit deiner Einstellung zum Leben! Nimm das Leben und deinen Alltag mit Humor, hab Spaß, sei positiv und vor allem — wie ich bereits sagte: Lache viel! Bei mir ist das Glas immer halbvoll — und mit den Jahren bin ich in dieser Haltung immer bewusster geworden! Du kannst das auch!

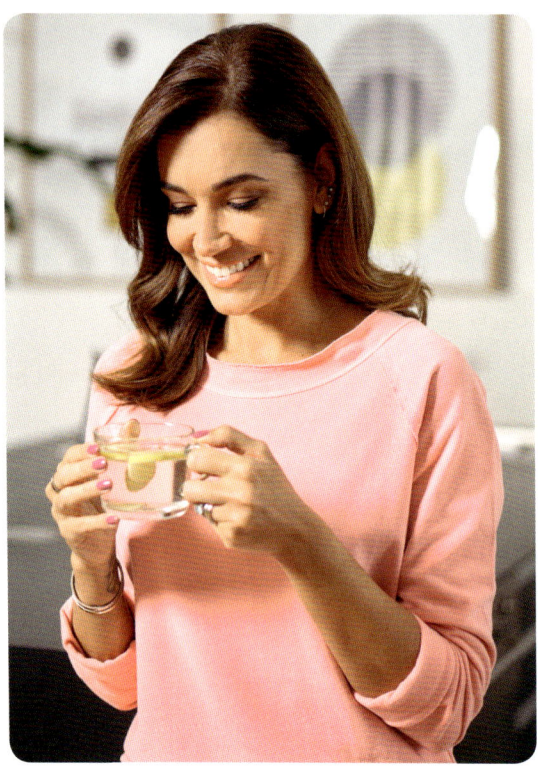

WOHLFÜHL-TREATMENT FÜR DIE HAUT

Ganz wichtig für die Seele — wenngleich es natürlich auch in den Bereich der Körperpflege gehört — ist eine intensive und regelmäßige Hautpflege. Für ein dauerhaft weiches Hautgefühl denke daran, deine Haut morgens und abends zu reinigen und gut einzucremen. Damit habe ich bisher immer wirklich gute Erfahrungen gemacht. Ebenso schwöre ich auf Hautserum. Hier musst du aber unbedingt nach ganz individuellem Serum und Creme für deine eigene Haut schauen! Denn jede Haut ist anders und benötigt angepasste Pflege. Vielleicht gehst du einfach auf Nummer sicher und lässt dich in einem Kosmetikstudio beraten. Im Sommer wähle immer eine Gesichtscreme mit Sonnenschutz — das ist wirklich sehr wichtig. Ebenso starte auch ruhig schon früh mit Anti-Aging-Gesichtspflege, denn dies unterstützt dich auf jeden Fall dabei, dein strahlendes und schönes Hautbild so lange wie möglich zu erhalten. Und auch, wenn man das Altern und kleine Fältchen nicht komplett aufhalten kann — es macht definitiv einen großen Unterschied, ob du deine Haut einfach dem Alterungsprozess überlässt oder sie sorgfältig pflegst. Selbst mit den ersten Fältchen sieht eine gut gepflegte Haut viel frischer und gesünder aus als ein vernachlässigtes Gesicht ohne Pflege.

PFLEGE FÜR AKTIVE FÜSSE

Ja — denke auch an deine Füße! Gerade die fleißigen Füße werden oft in der Pflege vernachlässigt. Mach es doch vielleicht wie ich und schenke deinen Füßen etwas Wellness abends, wenn du ins Bett gehst. Dann kannst du sie wunderbar eincremen, und die Creme kann gut über Nacht einwirken. Ich habe irgendwann festgestellt, dass vor dem Einschlafen tatsächlich die beste Zeit dafür ist. Fuß- und auch Handcreme habe ich deshalb immer im Nachttisch parat. Vielleicht machst du das auch?

SONNENBRAND SOS

Ein ganz wichtiges Thema im Sommer: Sonne und Sonnenbrand. Viele Menschen setzen sich zu stark der Sonne aus und riskieren damit ernste gesundheitliche Schäden. Besonders hellere, empfindliche Haut muss immer gut geschützt werden, doch auch ich mit meiner von Natur aus etwas dunkleren Haut habe großen Respekt vor Sonnenbestrahlung und schütze mich gut.

Eigentlich darf Sonnenbrand gar nicht erst entstehen. Daher sorge IMMER für Sonnenschutz mit hohem Schutzfaktor und trage nach dem Aufenthalt im Sonnenlicht abends eine After Sun Lotion mit Aloe Vera auf. Dankbar ist deine Haut an heißen Tagen auch, wenn du viel Wasser trinkst! Na ja, und wenn es dann doch mal passiert ist, dann beruhigt beispielsweise kalter Quark verbrannte Stellen, und auch feuchte Leinentücher auf der geschädigten Haut helfen.

Am besten ist aber, du lässt es gar nicht so weit kommen. Man muss doch nicht für etwas Sommerbräune auf Teufel komm raus die Sonne anbeten und damit seine Haut beschleunigten Alterungsprozessen aussetzen! Denn auch ohne sich einen Sonnenbrand einzufangen, lässt direkte Sonnenbestrahlung unsere Haut schneller altern. Daher: Ganz gleich, ob du eher ein heller oder dunkler Hauttyp bist — die Schönheit deiner ganz individuellen Haut erhältst du am besten mit guten, auf deine Haut abgestimmten Pflegeprodukten, ausgewogener Ernährung und genügend Schlaf.

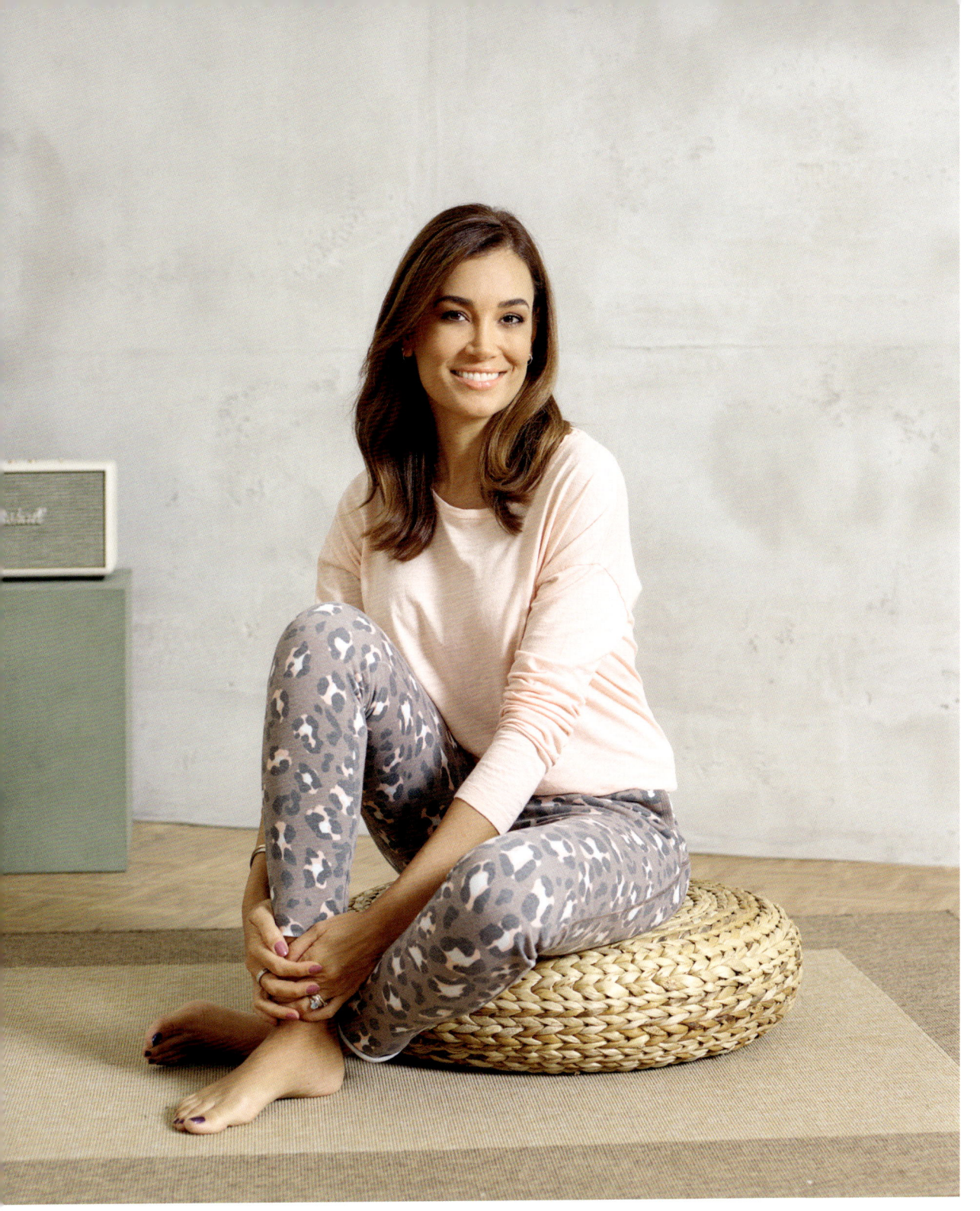

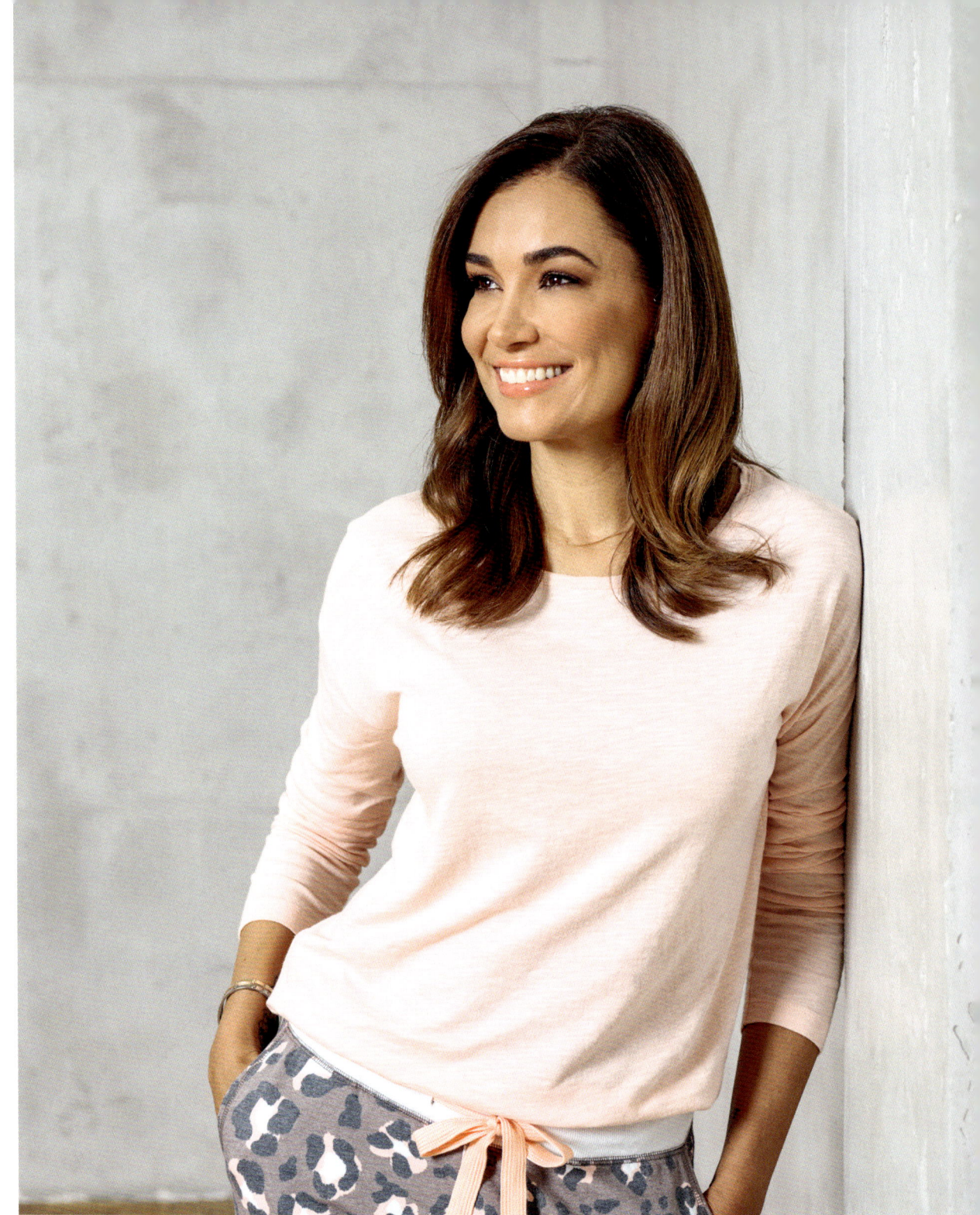

FITNESSSTUDIO ALS LAUFSTEG –
„WORK-OUTFIT"-TIPPS

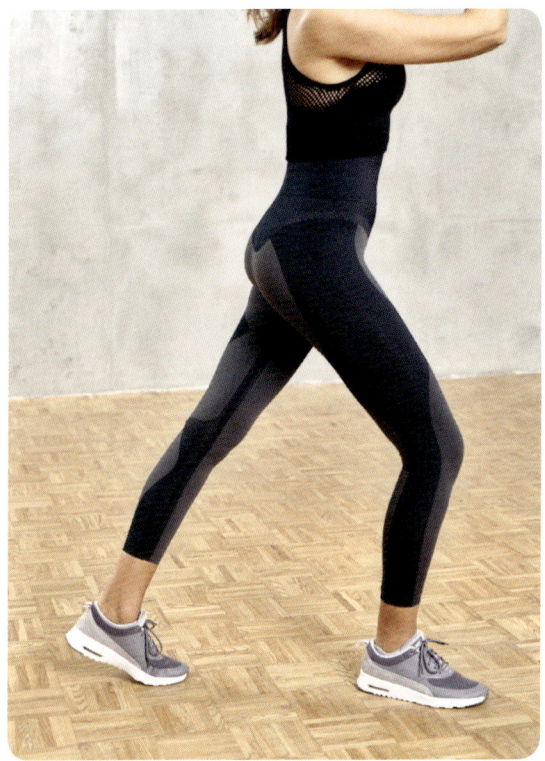

fühlst du dich dabei? Ganz klar – es fühlt sich natürlich toll an, ist ein wunderbarer Gute-Laune-Kick und eine Riesenstufe auf der Treppe zum Selbstbewusstsein!

Der Vergleich des Fitnessstudios mit dem Laufsteg lässt sich also tatsächlich gut nutzen, denn natürlich ist es dir wichtig, wie du bei deinen Mitmenschen ankommst, wie sie deinen Auftritt und deinen Style finden. Es ist eben ganz und gar nicht egal, wie man aussieht – Optik macht was aus und unterstützt ganz wesentlich dein Selbstbewusstsein.

Nachfolgend findest du meine 7 goldenen Work-Outfit-Laufsteg-Regeln, die ich dir ganz persönlich als Top-Leitfaden zur gelungenen Gestaltung deines eigenen perfekten Work-Outfits an die Hand gebe.

Das Fitnessstudio als Laufsteg? Was soll denn das? – so magst du vielleicht auf den ersten Blick denken. Doch die Idee hinter diesem Vergleich ist gar nicht dumm. Es ist nämlich von großer Bedeutung, wie du dich in deinem Outfit fühlst!

Spiele daher nun einfach mal mit deinen Gedanken und stell dir folgende Situation vor: Du hattest schon lange vor, dir endlich mal neue Sportsachen zu kaufen, und hast in der Stadt auch längst ein paar Teile gesehen, die dir supergut gefallen. Endlich warst du nun shoppen und hast dir deinen lang gehegten Wunsch erfüllt! Und dann kommt dein Auftritt: Du trägst dein neues Outfit zum ersten Mal im Gym und erntest nicht nur so manches Kompliment, sondern auch viele bewundernde Blicke. Wie

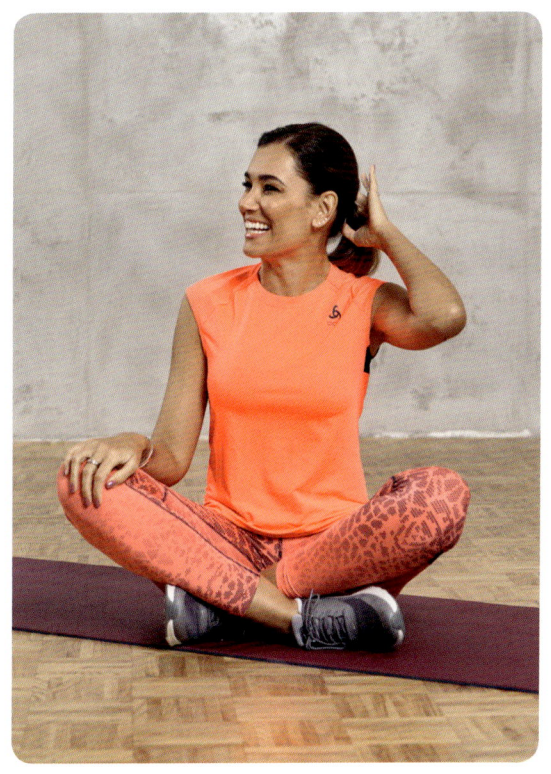

WORK-OUTFITS
7 GOLDENE LAUFSTEG-REGELN

01 ENTSCHEIDE SELBST, WAS DU TRÄGST!

Allerwichtigste Regel Nummer 1 ist, dass du dich wohl-fühlst in deinem Outfit. Das gilt natürlich nicht nur für Sportbekleidung, sondern letztlich für jede Situation. Wohlfühlen ist einfach das A und O, deshalb kaufe nur Kleidung, die du wirklich magst und die dir hundertpro-zentig gefällt. Und egal, was du letztendlich trägst — trag es mit Selbstbewusstsein! Ich habe mich früher sehr alt-backen angezogen — vielleicht, weil ich dachte, dass ich dadurch ernster genommen werde. Das ist natürlich Quatsch. Mit der Zeit findet jeder seinen eigenen Style.

02 ACHTE IMMER AUF QUALITÄT!

Ebenso elementar ist, dass deine Sportkleidung funktio-nell ist. Workout-Textilien müssen perfekt sitzen und — je nach ausgeübter Sportart — funktionell vor Nässe, Kälte, Wind oder auch UV-Licht und Hitze schützen. Achte ne-ben modischen Aspekten also auch unbedingt auf Funk-tionalität und Qualität. Dies zahlt sich auf jeden Fall aus. Neben einem vielfach höheren Tragekomfort hat hoch-wertige Kleidung auch eine sehr viel längere Lebensdau-er, wodurch ein höherer Preis dann am Ende eigentlich gar nicht mehr ins Gewicht fällt. Deshalb kaufe unbedingt gute Qualität! Zudem ist Qualität auch wieder ein Fall fürs Auge: Die Qualität eines Kleidungsstückes ist letztlich auch sichtbar — also ein Grund mehr, auch hinsichtlich der Optik darauf zu achten.

03 HAB MUT ZU FARBEN!

Farben, Muster, Pailletten — trau dich! Alles ist erlaubt. Wieder spielt auch die Optik eine Rolle, also kannst du ru-hig Farbe wagen. Möglich, dass es an meiner brasiliani-schen Herkunft liegt, aber ich mag Farbe total gern. Farbe macht gute Laune! Und gute Laune macht mehr Power! Also, probiere ruhig mal was Neues aus und setze leben-dige farbige Akzente!

04 LASS DICH INSPIRIEREN!

Halte die Augen offen und schau dich um, was gerade in ist und was dir von der aktuellen Mode gefällt. Ich lasse mich gerne von Mode-Zeitschriften inspirieren. Dann stö-bere ich im Kleiderschrank und schaue, was ich dort alles so habe, um die Looks nachzumachen.

! *Wichtig: Bleib dir bei alledem stets treu! Modetrends müssen nicht immer getragen werden. Wenn dich ein aktueller Trend nicht inspiriert und begeistert, dann halte Ausschau nach anderen Trends oder Out-fits. Oder trage ganz einfach das, was dir im Augen-blick gefällt — Mode ist kein Dogma, sondern ein An-gebot. Was du letztlich für dich wählst, ist deine Entscheidung. Bleib du selbst mit deinen individuel-len Vorlieben.*

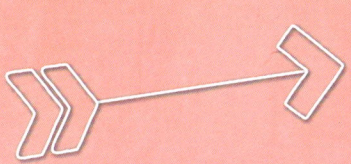

DAS A UND O FÜR REGELMÄSSIGES TRAINING IST, DASS DU DICH WOHLFÜHLST.

UND DEINE KLEIDUNG BEQUEM SITZT!

05 FINDE DEINE PERFEKTE GRÖSSE!

Trage auf jeden Fall immer deine Kleidergröße. Zu große Kleidung stiehlt deiner Figur Schwung und Dynamik. Und eine Größe kleiner kann wirklich katastrophal enden, wenn du — egal ob schlank oder kräftig — aussiehst wie in eine Pelle gezwängt und es nur noch heißt: Wurstalarm!

Noch bedeutender jedoch als dieser optische Aspekt der Funktionalität ist gerade bei Sportbekleidung die Vermeidung von körperlichen Schäden, was im folgenden Unterkapitel zum Thema Sport-BH sehr deutlich wird. Achte daher immer auf exakte Passgenauigkeit deiner Kleidungsstücke. Oder lasse dich beim Einkauf doch einfach beraten, wenn du nicht ganz sicher bist, ob du die richtige Größe gewählt hast. Häufig fallen Kleidergrößen ja auch unterschiedlich aus.

06 ZEIG, WAS DU HAST!

Wenn du magst, trage Body Shaper oder Push-up-BHs. Jede Frau darf ruhig ihre Kurven in Szene setzen und besonders unter engen Röcken und Shirts oder Kleidern bringt ein Body Shaper deine Rundungen supervorteilhaft zur Geltung. Mache aber auch hierbei auf jeden Fall immer eine Anprobe der Shapewear mit entsprechender Oberbekleidung, um sicherzugehen, dass das Endergebnis deine Formen attraktiv betont und nicht im schlimmsten Fall vulgär wirkt.

07 WENIGER IST MEHR

Weniger ist mehr — dieser Spruch klingt vielleicht abgedroschen, aber er ist einfach wahr. Schlichte Basics mit kleinen stilvollen Akzenten sind immer die bessere Wahl. Bei Schmuck und Accessoires kann es dann hin und wieder ein etwas auffallenderes Teil sein.

EIN ABSOLUTES MUSS!
DER RICHTIGE SPORT-BH

Hättest du es gedacht? Mehr als ein Drittel aller Frauen hierzulande trägt die falsche BH-Größe! Und ganz besonders im Sport hat das fatale Folgen. Durch die Bewegung der Brust beim Sport entstehen starke Hautdehnung und Zugbelastungen und infolgedessen Brust- und Rückenschmerzen sowie irreparable Schäden. Dabei spielt es keine Rolle, ob du eine kleine oder große Brust hast, die ständige Belastung durch einen schlecht stützenden BH schadet jeder Brust.Ein geeigneter, gut und fest sitzender Sport-BH ist ein absolutes Muss, wenn du ins Workout gehst. Ein perfekt passender Sport-BH reduziert die Bewegung der Brust um bis zu 75 Prozent. Dazu ist es wichtig, sehr genau Maß zu nehmen und die Unterbrustweite sowie den Brustumfang in einer ganz geraden Linie korrekt zu messen. Die Größe muss exakt stimmen, doch nicht nur die Größe ist ein entscheidendes Kriterium für die BH-Wahl, sondern auch die Art der sportlichen Belastung. So gibt es BHs für drei Belastungsstufen: Low Impact (z. B. Yoga, Pilates), Medium Impact (z. B. Zumba, Wandern, Biken) und High Impact (z. B. Laufen, Fitness). Zu bedenken ist auch, dass größere Körbchengrößen auch bei Low und Medium Impact schon eine stärkere Unterstützung brauchen als eine kleine Brust.

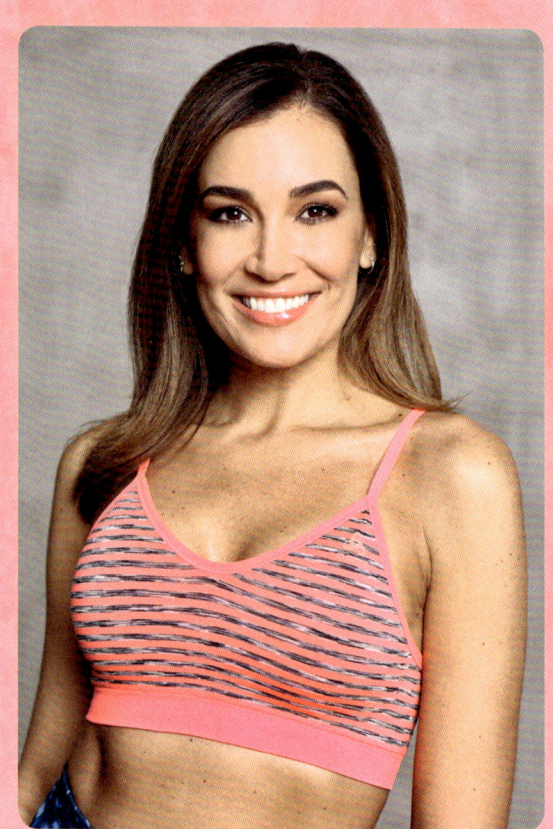

LOW IMPACT

! Niedrige Belastungsstufe
! Geeignet für Sportarten wie Yoga oder Pilates

Mein Tipp

Lass dich im Fachgeschäft beraten und nimm dir Zeit für die Anprobe. Spare nicht am falschen Ende, indem du Billig-BHs kaufst.

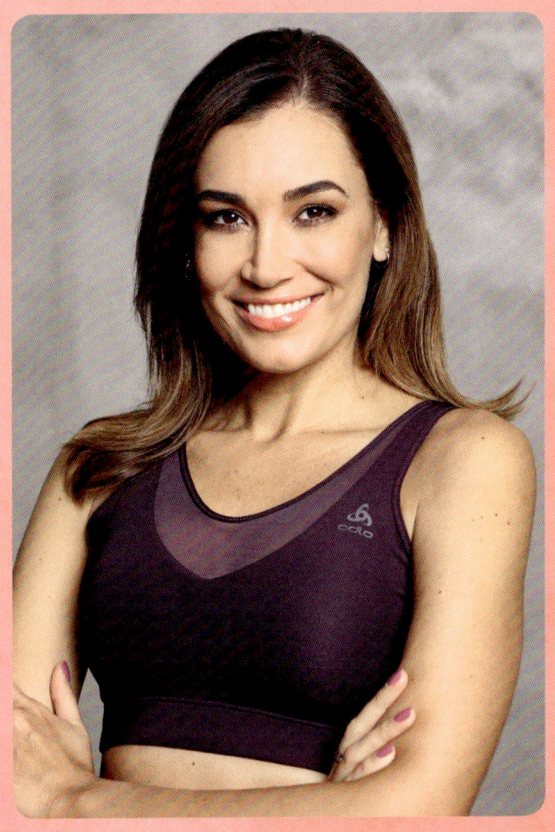

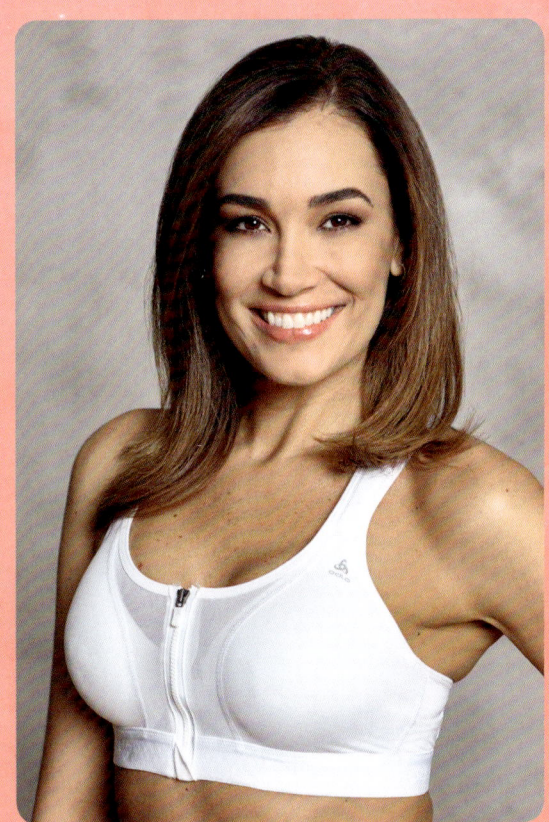

MEDIUM IMPACT HIGH IMPACT

! *Mittlere Belastungststufe*
! *Geeignet für Sportarten wie Zumba, Wandern oder Biken*

! *Hohe Belastungststufe*
! *Geeignet für Sportarten wie Laufen oder Fitness*

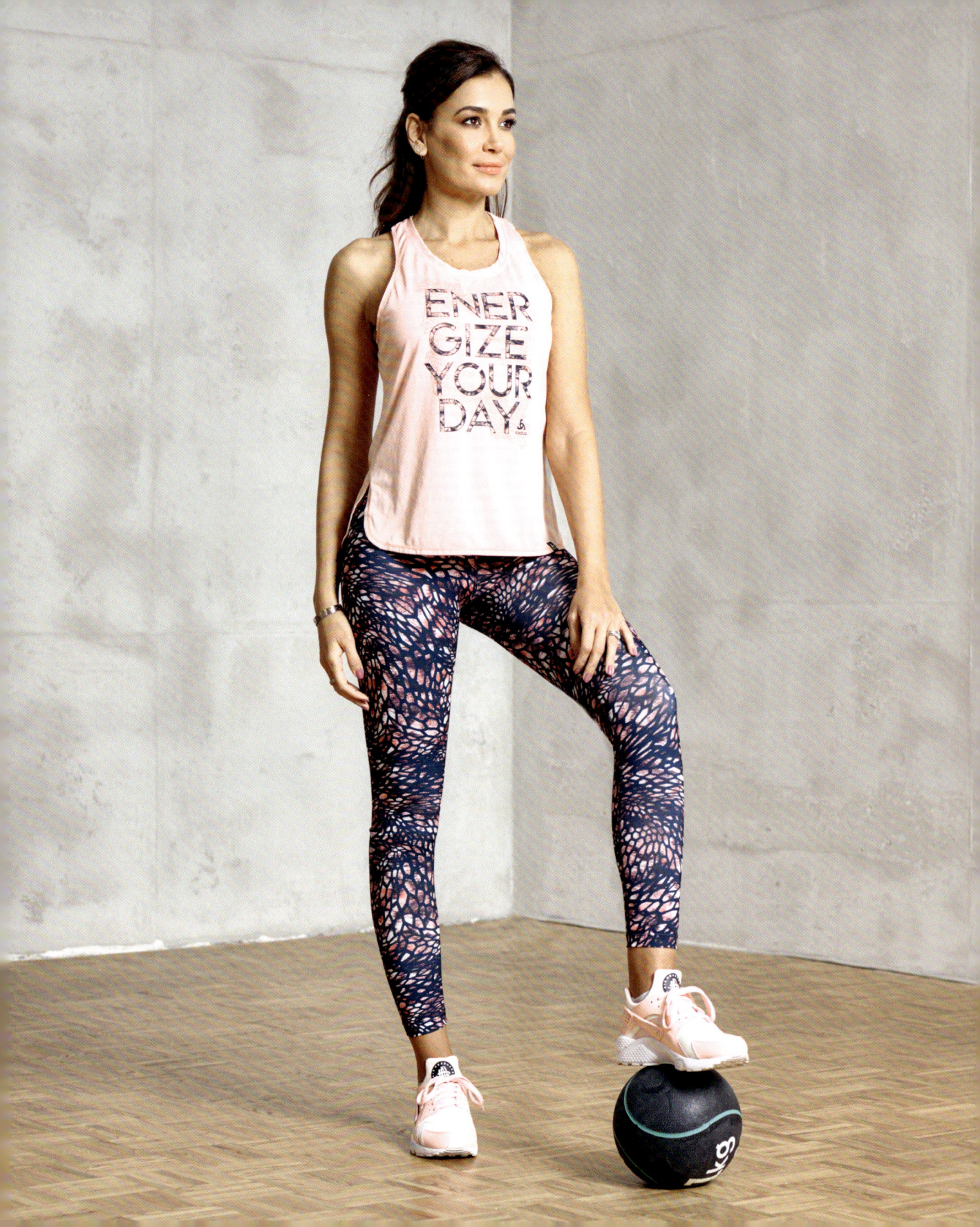

MEIN FITNESS-PROGRAMM

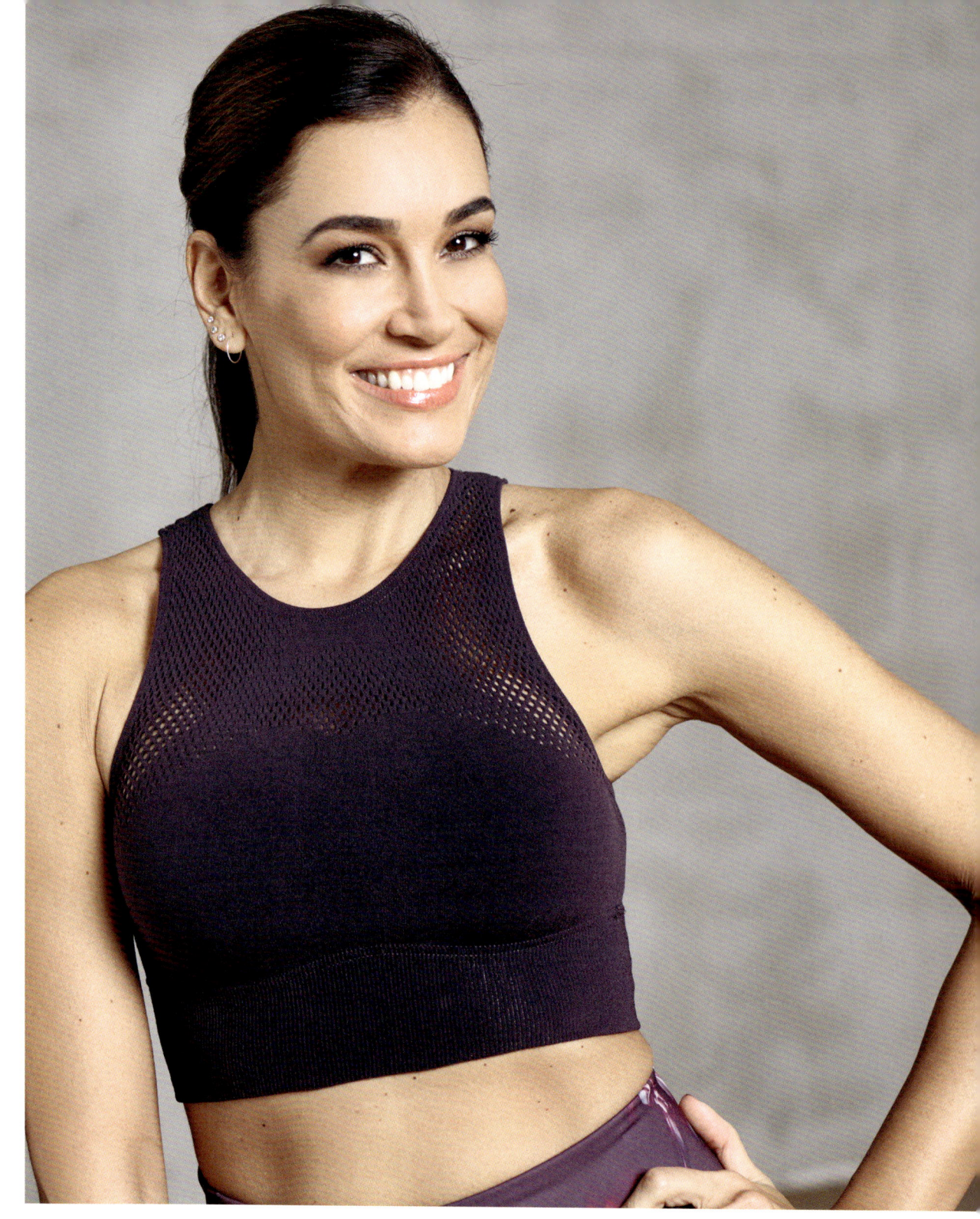

MEIN LAST-MINUTE-
HOT-BODY-PROGRAMM

Und nun geht's los mit meinem Last-Minute-Hot-Body-Programm! Je nachdem, wie du die Sache angehen willst und was dein Ziel ist, stelle ich dir in meinem Buch unterschiedliche Workout-Programme mit verschiedenen Intensitätsstufen vor. Denn es ist ja ganz klar: Jeder Mensch hat eine andere Vision — aber eines haben wir Frauen alle gemeinsam: Wir wollen uns wohlfühlen in unserer Haut.

! *Und dein Traumkörper ist genau da, wo du dich wohlfühlst!*

Am Ende des Fitnessteils findest du in diesem Buch einige Programme, die du ausprobieren kannst. Natürlich kannst du dir auch aus dem vorgestellten Übungsrepertoire selbst ein kleines Programm zusammenstellen mit den Übungen, die dir am besten gefallen.

Die Trainingsform, die meinen Workouts zugrunde liegt, ist das Bodyweight-Training, das ganz ohne Hilfsmittel auskommt und mit kleinem Zeiteinsatz große Erfolge ermöglicht. Im Vergleich beispielsweise zum Training an Maschinen im Fitnessstudio, wo Bewegungsabläufe unterstützt und gezielt geführt werden, stellt das freie Trainieren nur mit deinem eigenen Körper eine viel größere Herausforderung für die Koordination, Balance und das Zusammenspiel der Muskeln dar. Du trainierst auf diese Weise viel umfassender, erreichst eine größere Anzahl und vor allem auch tiefliegende Muskeln und trainierst folglich mit einem wesentlich größeren Ertrag.

Zum ersten Mal in Berührung gekommen bin ich mit dem Bodyweight-Training, als ich mich vor ein paar Jahren mit der Vorbereitungs-Challenge für den Lascana-Bikini-Job konfrontiert sah. Ich war sogleich fasziniert, dass ich wirklich nur meinen eigenen Körper für ein absolut minimalistisches Training benötigte. Ich hatte zuvor immer geglaubt, dass die Fettverbrennung bei langen Ausdauereinheiten in niedriger Intensität losgeht und dass man

auch für ein wirksames Krafttraining zur Straffung und Formung des Körpers viel Zeit einplanen und an Maschinen oder mit Hanteln trainieren muss. Viel besser für die Fettverbrennung sind jedoch kurze intensive Workouts mit Übungen, die dich kräftemäßig ans Limit bringen, und auch nur kurzen Pausen — also ein Bodyweight-Workout, und dies am besten nach dem Prinzip des High Intensity Interval Trainings (HIIT — hochintensive Phasen im Wechsel mit kurzen Pausen). Das bedeutet, du führst eine bestimmte Übung über eine festgelegte Dauer (z. B. 1 Minute) mit hoher Intensität (Schnelligkeit, Kraft) durch, machst eine kurze Pause (z. B. 20 Sekunden) und startest danach eine nächste Übung, ebenfalls mit hoher Intensität und in gleicher Zeit.

Dies ist der effektivste und effizienteste Weg für schnelle Erfolge, und zwar im Kraft-, Fettverbrennungs- und Ausdauerbereich. Hier sind die vielen Vorteile des hochintensiven Bodyweight-Trainings für dich noch mal kurz und übersichtlich zusammengestellt.

BODYWEIGHT-TRAINING — VORTEILE:

1. Hocheffektiv für Kraft, Fettverbrennung und Ausdauer

2. Einziges Equipment: du selbst!

3. Einfache Übungen

4. Fortschritte superschnell!

5. Überall durchführbar

6. Zeitlich individuell planbar

7. Spart Zeit und Geld

8. Erreicht wirksam die Tiefenmuskulatur

9. Schult Koordination und Gleichgewicht

10. Hebt die Stimmung

11. Allein, mit Partner, in der Gruppe

PRINZIP LAST MINUTE

Es ist etwas nur allzu Menschliches: Der Sommer naht, doch — oh weh — der Winter hat seine Stollen-, Lebkuchen- und Festtagsbraten-Spuren hinterlassen, und was würden wir nicht alles dafür geben, mit einem Fingerschnippen das Hüftgold fort- und den Bikini-Body hervorzuzaubern. Denn es ist doch logisch: Jede Frau möchte im Sommerurlaub am Strand im Bikini eine gute Figur machen. Und da der Sommerurlaub — genauso wie Weihnachten — immer so plötzlich vor der Tür steht, muss oftmals eine Last-Minute-Lösung her: in kürzester Zeit das bestmögliche Resultat erzielen!

Aber geht das überhaupt? Ja, in einem gewissen Rahmen geht das in der Tat. Ich habe es am eigenen Körper gespürt, wie durch mein damaliges Last-Minute-Programm für den Lascana-Bikini-Job mein Körper in sehr kurzer Zeit auf das Workout reagiert hat und die positiven Veränderungen extrem schnell sichtbar wurden. Was du natürlich dabei nicht vergessen darfst: Ich musste nicht wirklich Übergewicht reduzieren, sondern geringe Fettanteile zum Schmelzen bringen und ansonsten meine Muskulatur kräftigen, straffen und definieren. Und dies hat in kürzester Zeit hervorragend funktioniert!

Und natürlich zeigt auch bei dir das Last-Minute-Programm in kürzester Zeit enorme Resultate, doch wenn du sehr übergewichtig bist und viele Kilos abnehmen möchtest, wirst du insgesamt natürlich mehr Zeit benötigen als ich. Und das ist auch in Ordnung, denn du willst ja auf deinem Weg zum Ziel gesund bleiben und eine dauerhafte und nachhaltige Veränderung erreichen. Beeindruckende Resultate unter Berücksichtigung der Ausgangssituation erzielt aber jede Frau mit meinen Last-Minute-Workouts!

Langfristig gesehen müssen Sporttreiben, Ernährung und Entspannung für dich aber zur Lifestyle-Philosophie werden, wo keine Last-Minute-Lösung mehr nötig ist und du deine persönliche Wohlfühl-Balance gefunden hast. Zur Gestaltung genau dieser Lebensführung habe ich dir im ersten Teil dieses Buches ja bereits jede Menge Anregungen gegeben, die ich selbst schon lange Zeit mit Erfolg so umsetze.

Doch jetzt heißt es erst mal Last-Minute-Erfolge zaubern. Und dafür brauchst du nicht nur ein strammes Workout, sondern ein gewisses Allround-Last-Minute-Paket, das verschiedene Aufgaben-Häppchen enthalten sollte:

01 ZIEH DEIN WORKOUT DURCH!

Ganz klar, hoch oben auf der Liste stehen deine intensiven Bodyweight-Workouts, die auch zentral hier in diesem Buch dargestellt werden. Wie du sehen wirst, ist die Mischung aus hoher Kraft- und Ausdauerintensität bei kleinem Zeiteinsatz entscheidend.

02 TRINKE VIEL!

Trinken ist sehr wichtig, um alle Prozesse des Stoffwechsels im Körper optimal in Gang zu bringen und auch ein strahlendes Hautbild zu erhalten. Das Getränk der Wahl ist hier grundsätzlich Wasser, doch kannst du das Wasser zuweilen auch aufpeppen mit Zitrone oder Beerensaft. Ein sehr guter Tipp ist grüner Tee zwischendurch. Grüner Tee enthält Polyphenole, die die Fettverwertung im Körper unterstützen. Zudem wirken sie entsalzend, was ebenfalls vorteilhaft ist, um Wassereinlagerungen vorzubeugen, da Salz ja bekanntlich Wasser bindet. Überhaupt ist grüner Tee ein wahres Kraftpaket bei zahlreichen Krankheiten. Es lohnt sich, wenn du hier mal ein wenig Recherche betreibst, um die großen Kräfte von grünem Tee zu entdecken.

03 REDUZIERE SALZ, ZUCKER UND FETT!

Reduziere bewusst deinen Salz-, Zucker- und Fettkonsum in der Phase des Last-Minute-Trainings. So verhinderst du, dass sich übermäßig Wasser einlagert und auch dass du mehr Energie zuführst als du letztlich benötigst. Das Ziel muss nun nämlich ganz konsequent lauten: Immer weniger Kalorien aufnehmen, als du verbrennst.

04 MACH KEINE CHEAT-DAYS!

Was ich normalerweise im Alltag für eine gelungene Körper-Seele-Balance unerlässlich finde, ist während des Last-Minute-Workouts ausnahmsweise nicht erlaubt: Cheat-Days bzw. Ausnahmetage. Du hast eisern dein Ziel vor Augen und nicht viel Zeit! Da kannst du dir keinen Ausnahmetag erlauben. Du musst dein komplettes Programm mit eiserner Disziplin durchziehen. Denke daran, es ist ja nur eine kurze Zeit! Also, Pizza, Pommes, Schokolade? Fehlanzeige! Gemüse, Rohkost, Obst und viele Proteine lautet die Devise!

05 ISS PROTEINE!

Ja, Proteine auf dem Teller sind nun, wo es schnell gehen muss, ideal. Denn Proteine haben verhältnismäßig wenig Kalorien und auch nur einen geringen Fettanteil. Sie sorgen für gute und langanhaltende Sättigung. Das ist genau das, was du jetzt brauchst! Auf lange Sicht helfen sie dir natürlich auch beim Aufbau gesunder Muskeln, was du im Auge behalten kannst für die Zeit nach deiner Last-Minute-Phase.

06 VERZICHTE AUF ALKOHOL!

Mal ein Gläschen zwischendurch kann doch nicht schlimm sein ... Doch, ist es! Alkohol ist tabu in deiner Last-Minute-Zeit. Alkohol ruiniert jeden Last-Minute-Plan, er hat viele Kalorien und viel Zucker.

07 SEI NETT ZU DIR!

Last but not least: Sei nett zu dir und schenke deinem Körper Wertschätzung — nimm dich selbst an, so wie du bist! Deine Einstellung zu dir selbst zu ändern ist etwas, das du tatsächlich sofort tun kannst. Stell dich vor den Spiegel und schenke dir ein Lächeln, gehe liebevoll und sorgfältig mit dir um. Dein Körper ist dein Geschenk — er ist die Wohnung für deine Seele. Daher mache es dir sozusagen in dir selbst gemütlich und fang am besten erst mal mit positiven und hellen Gedanken an. Dies ist die beste Voraussetzung, um dein Selbstbewusstsein auf Vordermann zu bringen. Und mit erwachtem Selbstbewusstsein fällt es auch viel leichter, die eigenen Problemzonen in Angriff zu nehmen — wenn es dann überhaupt noch Problemzonen gibt!

TRAININGSAUFBAU LAST-MINUTE-HOT-BODY

Jetzt hast du schon eine Menge Tipps und Informationen zu deinem Last-Minute-Hot-Body-Workout bekommen. Nun ist es Zeit, mit den Workouts loszulegen und dir die Übungen und Workout-Programme vorzustellen, mit denen ich die besten Erfolge erzielt habe.

Natürlich geht jede Frau mit ganz unterschiedlichen Voraussetzungen ins Last-Minute-Workout. Die einen sind ganz am Anfang, was Sport betrifft, andere haben schon ein paar Vorkenntnisse, wieder andere haben wirklich nur vier Wochen Zeit bis zum Strandurlaub, zur Sommerparty oder Hochzeit, und wieder andere können es etwas ruhiger angehen lassen, weil ihr Zieltermin noch etwas weiter weg liegt oder das gesteckte Ziel etwas leichter zu erreichen ist. So individuell wie deine Voraussetzungen und dein Ziel sind, so individuell trainierst du auch. Deshalb findest du am Ende der Übungserklärungen auch drei verschiedene Last-Minute-Programme.

Wenn du nach dem Prinzip „Last Minute" trainierst, ist es wichtig, dass du wirklich an dein Limit gehst und die Übungen zügig und intensiv trainierst. Das ist das entscheidende Kriterium für deinen Erfolg. Dein Workout ist im wahrsten Sinne des Wortes kurz und kernig – gib alles bei den Übungen, nur so kommst du ans Ziel!

AUFBAU TRAININGSEINHEIT

Eine Trainingseinheit ist stets aufgeteilt in Warm-up- und Mobility-Übungen, den hochintensiven Kräftigungs- und Ausdauerteil sowie abschließend ein Cool-down. Für ein rundum perfektes Training schenke den einzelnen Bestandteilen einer solchen Trainingseinheit wirklich deine volle Aufmerksamkeit.

TRAININGSUMFANG

Das Training ist grundsätzlich so aufgebaut, dass du es an deine zeitlichen Möglichkeiten anpassen kannst. Ab 20 Minuten Zeiteinsatz – bei Lust und Laune natürlich auch länger – sind die unterschiedlichsten Workouts möglich. Auswählen kannst du dabei aus den hochwirksamen Übungen, die ich dir nachfolgend für die einzelnen Muskelgruppen vorschlage. Die Durchführung des Workouts ist als Zirkeltraining gedacht, das heißt, du trainierst die Übungen nacheinander mit nur kurzen Pausen zwischen den Übungen. Die Belastungs- und Pausendauer kann man natürlich auch ganz individuell gestalten. Da die zentrale Idee in meinem Buch das Last-Minute-Training ist, erfolgt mein Bodyweight-Training nach dem HIIT-Prinzip (High Intensity Interval Training), das heißt, intensiv ausbelastende Übungen (1 Minute Belastung) wechseln mit sehr kurzen Pausen (20 Sekunden) ab. Je nach verfügbarer Zeit, Verfassung oder Lust kannst du einen oder zwei Zirkel trainieren.

TRAININGSHÄUFIGKEIT

Wie oft du in der Woche trainierst, hängt ebenfalls von deinem Ziel ab. Wenn du wirklich absolut auf den letzten Drücker „last minute" das Allerbeste herausholen willst, wirst du um ein fast tägliches Workout nicht herumkommen. Danach ist 2- bis 3-mal vollkommen ausreichend; wenn du richtig Spaß am Training hast, kannst du natürlich auch häufiger in der Woche trainieren.

Sehr wichtig ist im Zusammenhang mit der Trainingshäufigkeit natürlich auch, wie fit du bist. Bist du Einsteiger oder bereits regelmäßig aktiv? Wie ist dein Gesundheitszustand? Dein Gewicht? Dein Alter? – Als Sport-Neuling solltest du natürlich nicht wirklich von 0 auf 100 voll durchpowern, sondern dich erst einmal an die sportliche Bewegung herantasten. Auch ist das schnelle Power-Workout nicht sinnvoll, vielmehr müssen Einsteiger ihre ersten Workouts wirklich ganz langsam und bewusst trainieren. Erst wenn die Bewegungsabläufe vollständig verstanden und verinnerlicht sind, kannst du dein Tempo steigern und dich dem Power-Prinzip von Last Minute nähern.

Wichtig ist auch das Zusammenspiel von Intensität und Trainingshäufigkeit. Wenn du dich als Einsteiger tatsächlich so ausgepowert hast, dass du vor Muskelkater kaum die Treppe runterkommst, solltest du natürlich nicht am nächsten Tag schon wieder ins Training gehen. Zumindest nicht ins Beintraining. Achte einfach ganz bewusst darauf, wie du dich fühlst. Dein Körpergefühl ist immer dein bester Ratgeber – vertrau dir selbst! Du weißt am besten, welche Muskeln eine Pause brauchen und wo du ruhig noch oder wieder powern kannst.

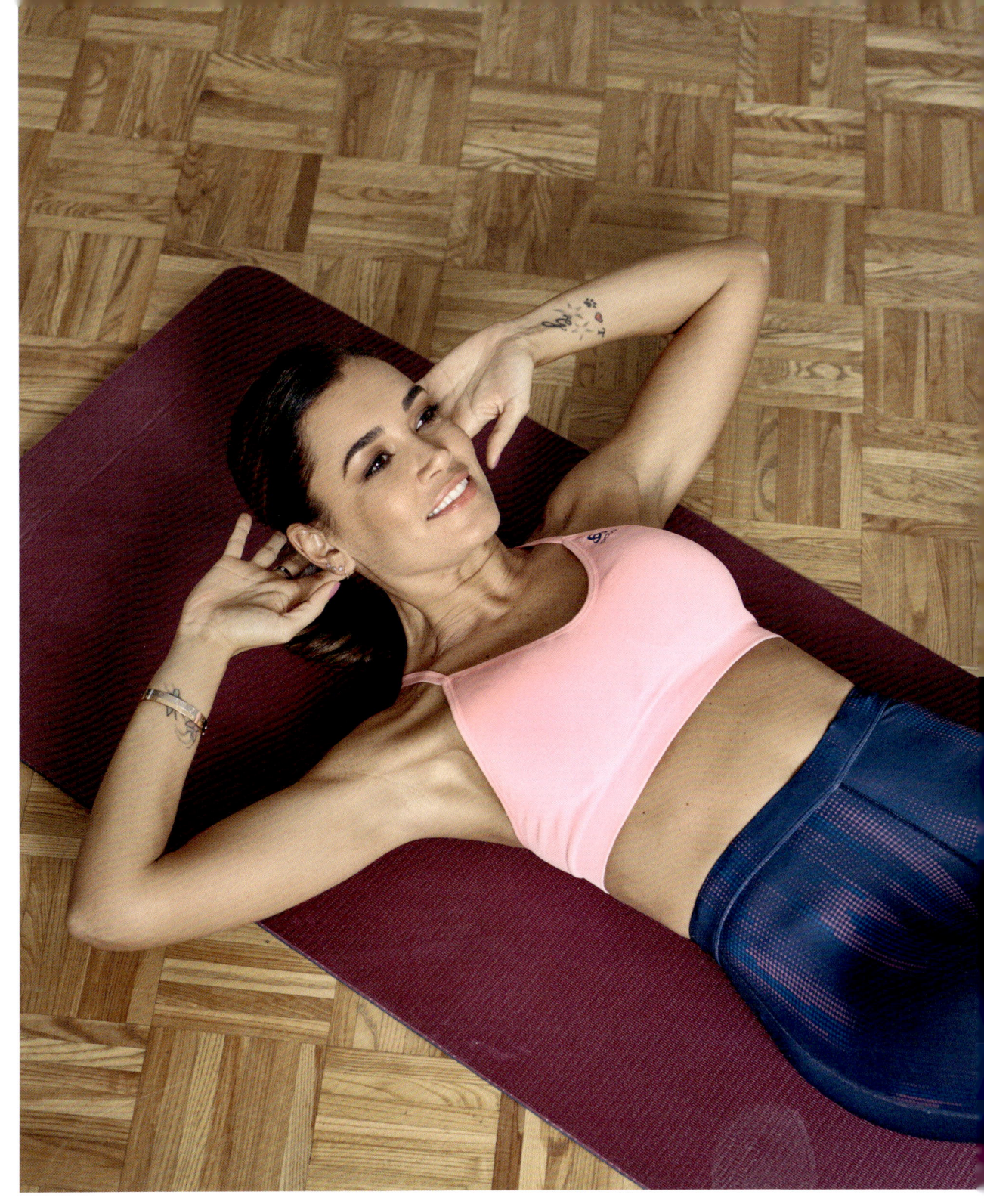

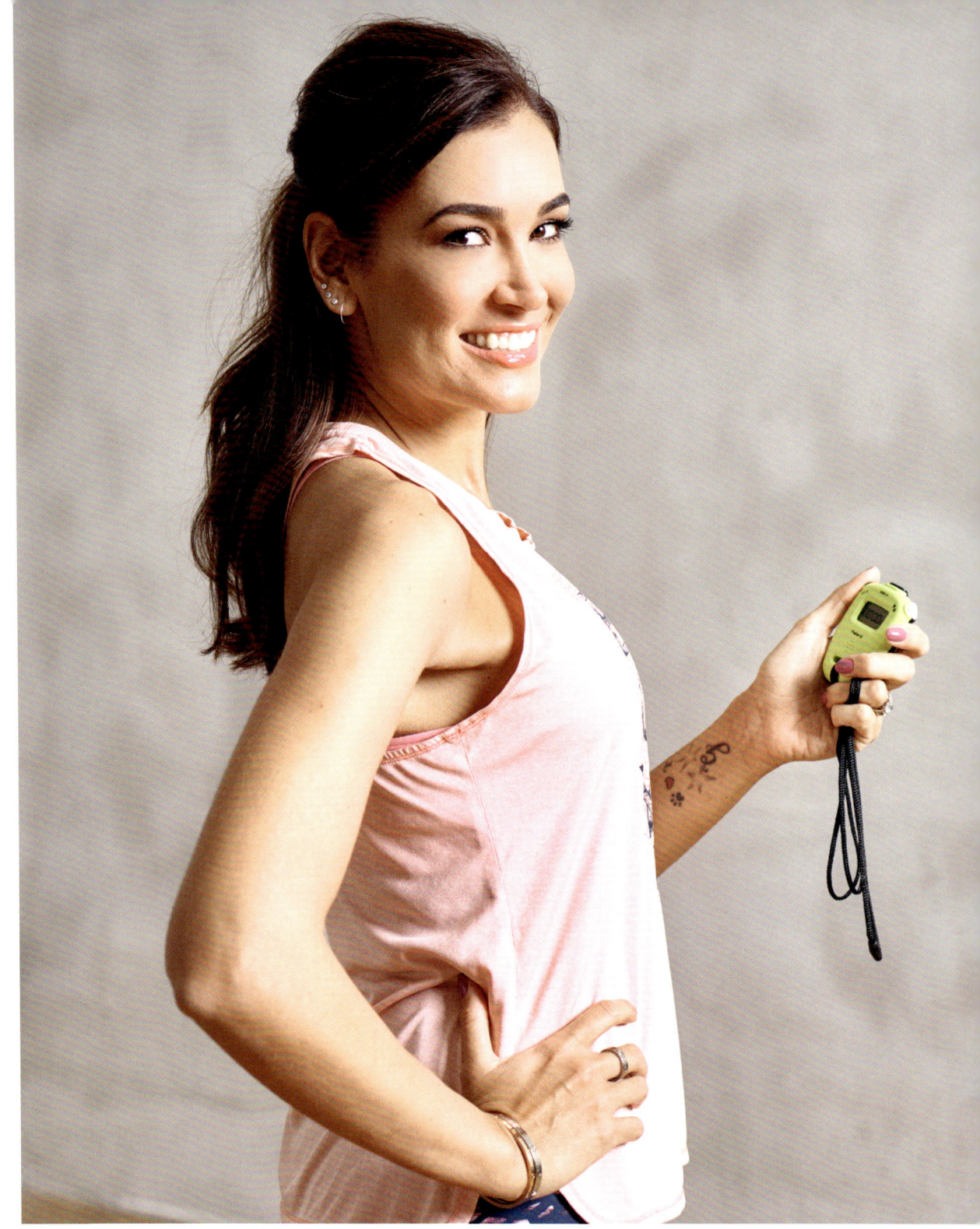

DIE ÜBUNGEN

Natürlich gibt es nicht nur die hier ausgewählten, sondern noch sehr viele weitere Bodyweight-Übungen. Die Übungen, die ich hier für dich ausgewählt habe, sind diejenigen, mit denen ich bisher sehr erfolgreich trainiert habe. Daher möchte ich dich ermuntern, diese Übungen und Workouts auch mal auszuprobieren — ich kann mir gut vorstellen, dass du ebenfalls superschnell genau wie ich Fortschritte machst.

Damit du dir die Übungen auch gut vorstellen kannst und die Durchführung spielend leicht gelingt, findest du zu jeder Übung Fotos, auf denen ich die korrekte Position und Ausführung zeige. Natürlich werden die Übungen dazu anschaulich erklärt, damit du sie problemlos selbst trainieren kannst. Auch wenn du wahrscheinlich bereits drängende Last-Minute-Pläne hast, nimm dir vor dem konkreten Blitzstart in eins der drei kernigen Last-Minute-Programme zunächst noch die Zeit, die Übungen kennenzulernen. Vielleicht gehst du die einzelnen Übungen ganz in Ruhe der Reihe nach durch und probierst sie aus. Tipp: Mach deinen Probedurchgang der Übungen langsam vor dem Spiegel. Dann kannst du direkt die korrekte Ausführung verinnerlichen. so verhinderst du Fehler in der Ausführung und gewöhnst dir die Übungsabläufe von Anfang an richtig an. Es lohnt sich, zu Beginn diese Zeit zu investieren und sich mit den Übungen auseinanderzusetzen. Und du wirst sehen, man hat sie sich schneller eingeprägt, als man denkt. Nach ein paar Durchgängen läuft es ganz automatisch und erste Erfolgserlebnisse stellen sich ein.

Die Übungen verteilen sich auf folgende Bereiche:

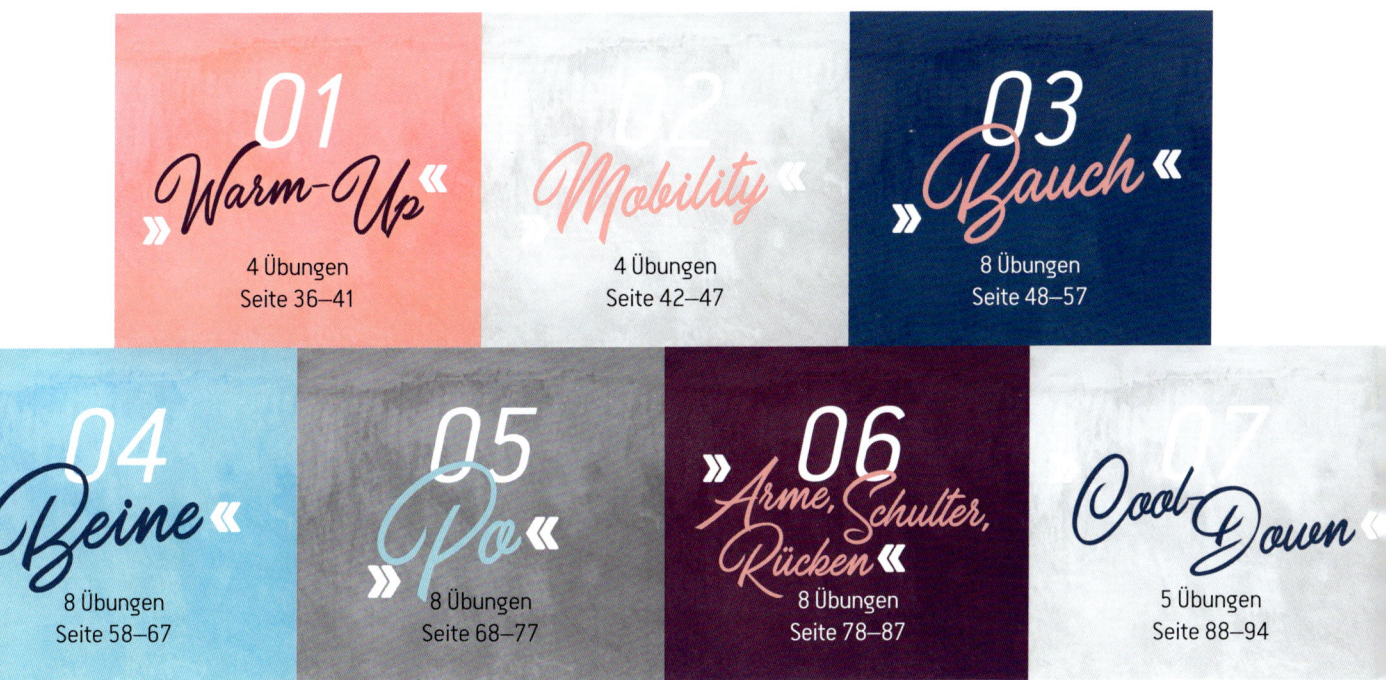

01 »Warm-Up«
4 Übungen
Seite 36–41

02 »Mobility«
4 Übungen
Seite 42–47

03 »Bauch«
8 Übungen
Seite 48–57

04 »Beine«
8 Übungen
Seite 58–67

05 »Po«
8 Übungen
Seite 68–77

06 »Arme, Schulter, Rücken«
8 Übungen
Seite 78–87

07 Cool Down
5 Übungen
Seite 88–94

BIST DU BEREIT? DANN LOS!

Dich erwartet ein Workout, bei dem du wirklich an deine Grenzen gehen sollst und dein ganzes Potenzial aus dir herauskitzelst. Damit das mit der gewünschten Effizienz und Effektivität geschieht, ist ein vorbereitendes Warm-up unerlässlich. Es bringt deinen Körper wie einen Motor auf die richtige Betriebstemperatur und dich auch mental auf Aktionsmodus. Körpertemperatur, Blutfluss und Herzfrequenz werden gesteigert und bereiten dich so perfekt auf Aktivität vor. Dass dadurch deine Muskeln geschmeidiger und deine Gelenke beweglicher werden, du aber auch stabiler und reaktionsschneller wirst, erschließt sich leicht. Und infolgedessen bist du natürlich auch weniger verletzungsanfällig und viel leistungsfähiger. Einem intensiven Workout steht so nichts mehr im Wege! Belaste dich dabei mit maximal 50 Prozent deiner Kraft — und wenn du konzentriert arbeitest und noch ein paar Mobility Moves machst, kannst du schon nach 5 Minuten betriebsbereit sein!

WORKOUT
Warm-Up

01 JUMPING JACK

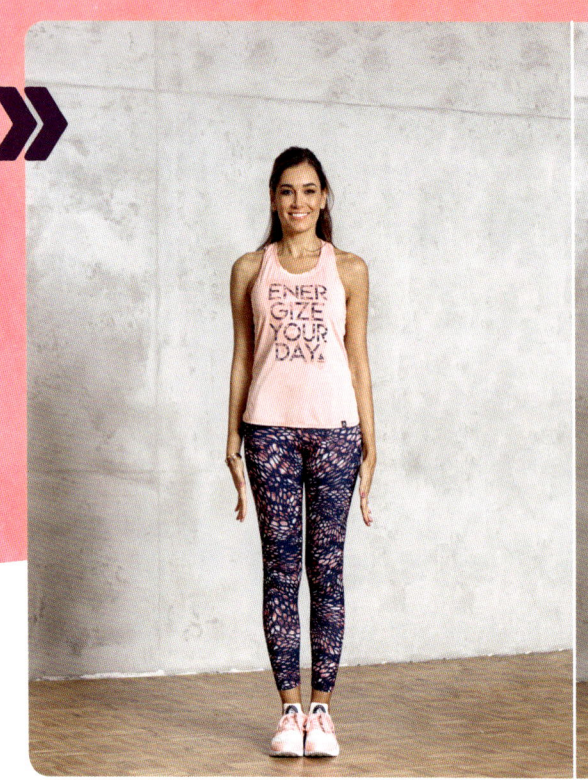
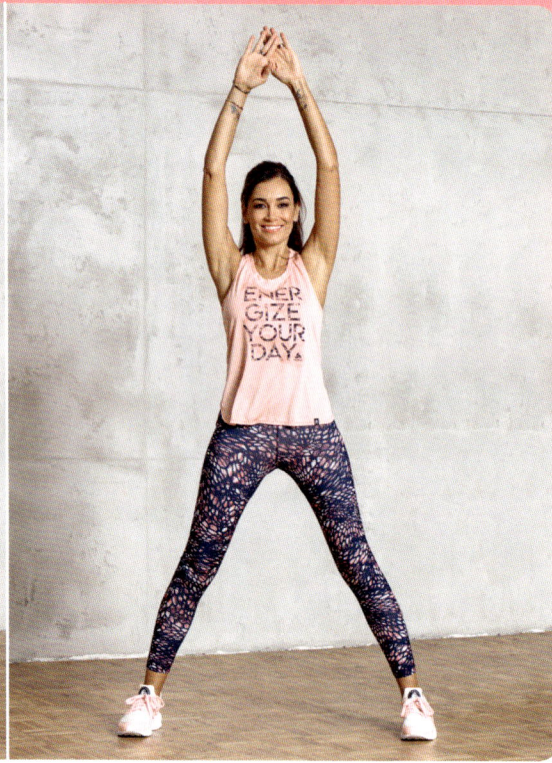

AUSGANGSPOSITION

Du stehst aufrecht in geschlossener Schrittstellung.

Deine Arme lang seitlich am Körper.

AUSFÜHRUNG

» Nun springst du leicht, federnd und weich mit beiden Beinen nach außen. Gleichzeitig streckst du die Arme nach oben und klatschst mit den Händen zusammen.

» Dann springst du wieder zurück in die Ausgangsposition, die Arme ebenfalls wieder seitlich zum Körper.

! *Übungstipp: Achte darauf, dass du koordiniert bleibst in der Arm- und Beinbewegung, Körperspannung hast und beim Springen weich federnd und dynamisch in den Knien trainierst.*

02 HIGH KNEES

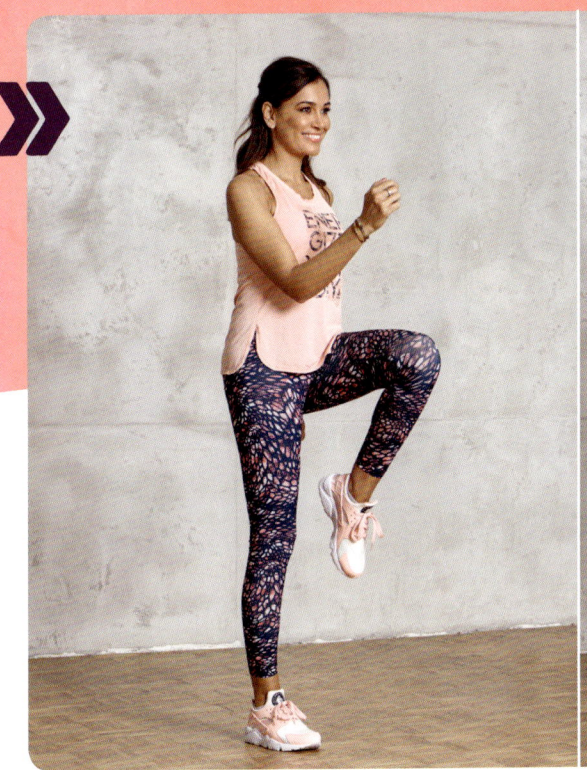 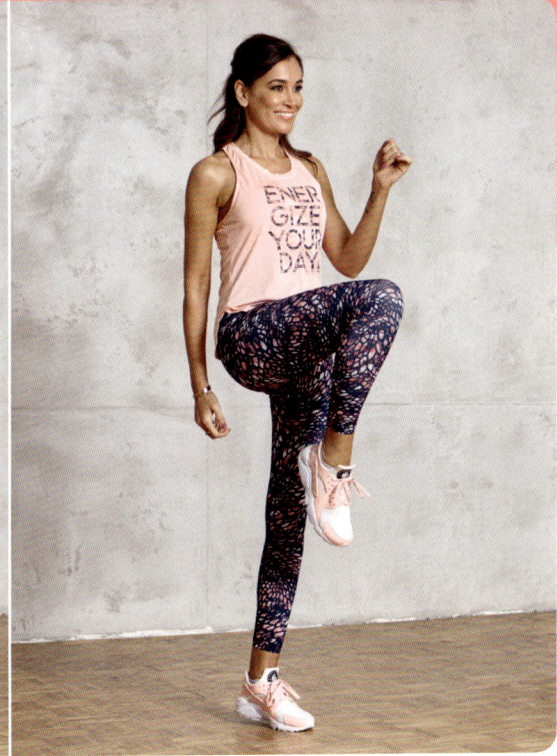

AUSGANGSPOSITION

Du stehst aufrecht, dein Rücken ist gerade, dein Blick geradeaus.

Deine Arme seitlich lang am Körper.

Mein Tipp

Starte High Knees als Warm-up-Übung mit ganz lockerem Laufen auf der Stelle und steigere dich dann sukzessive, indem du die Knie immer höher ziehst!

AUSFÜHRUNG

» Du verlagerst dein Gewicht auf einen Fuß, löst dabei das andere Bein vom Boden, führst es gewinkelt so hoch wie möglich und winkelst deinen gegengleichen Arm wie ein Läufer nach oben an.

» Dann wechselst du dynamisch Bein- und Armposition.

» Du setzt die Wechsel der Beine mit weichen Sprüngen um.

» Es ist wie ein schneller Lauf auf der Stelle.

! *Übungstipp: Führe deine Knie stets so hoch wie möglich — am besten über Hüfthöhe. Vergiss nicht, die Arme gegengleich mitzuführen, wie ein kraftvoller Läufer. Denk an eine regelmäßige Atmung.*

03 SCHULTERKREISEN

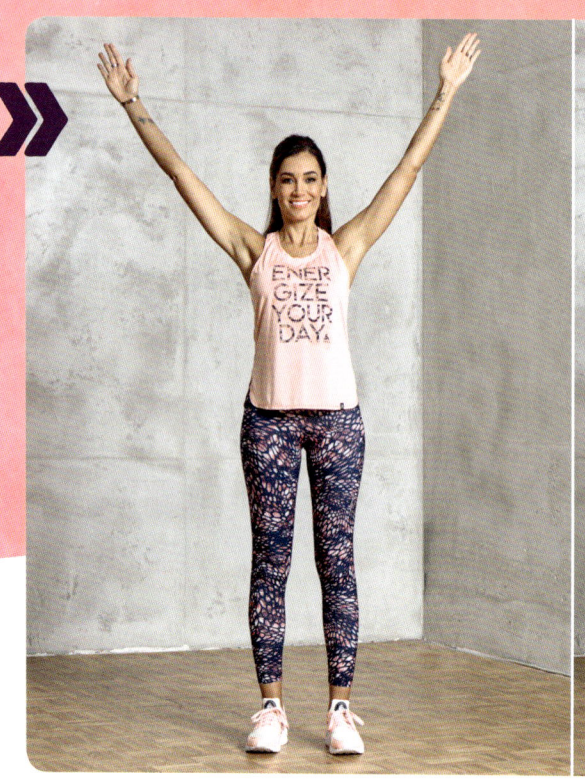
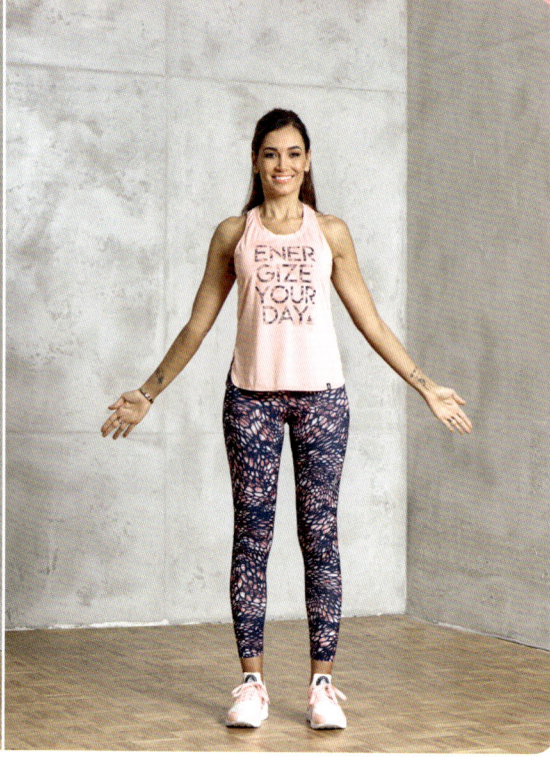

AUSGANGSPOSITION

Du stehst aufrecht, deine Füße in ungefähr hüftbreiter Position.

AUSFÜHRUNG

» Du beginnst mit langen Armen möglichst große Kreise zu drehen.

» Nach einer Weile kreist du die Arme in die andere Richtung.

! *Übungstipp: Laufe beim Schulterkreisen locker auf der Stelle, dann verknüpfst du Warm-up und Mobility sinnvoll miteinander.*

04 WALK-OUT

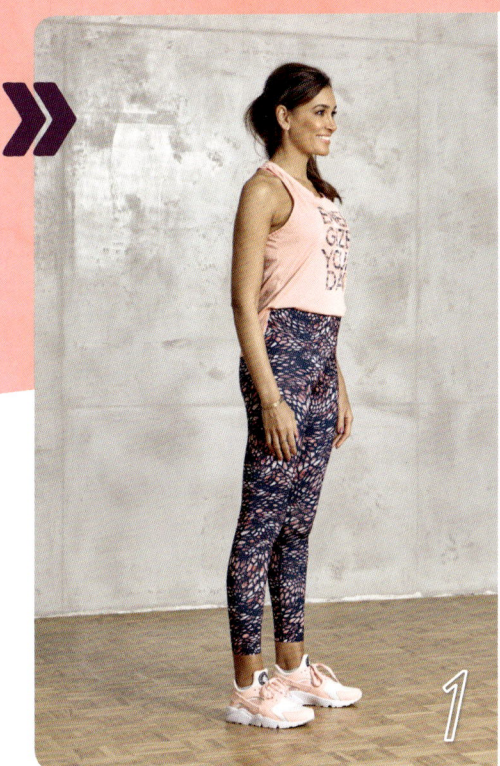
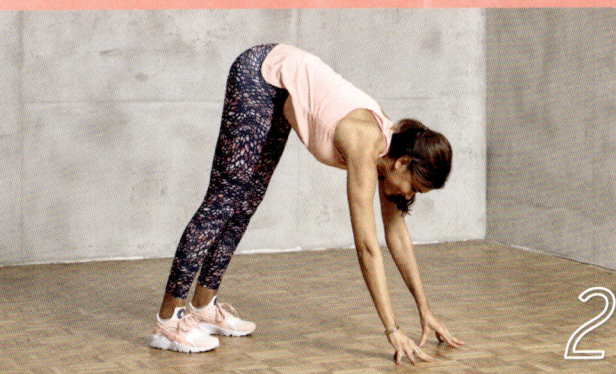
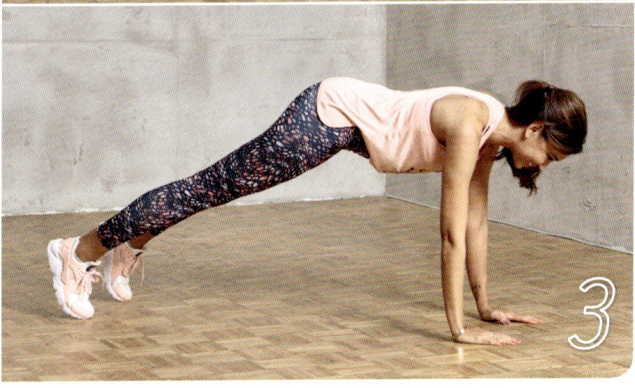

AUSGANGSPOSITION

Du stehst aufrecht mit hüftbreit aufgestellten Füßen. Arme sind locker am Körper, die Beine vollständig gestreckt.

Mein Tipp

*Wenn es dir schwerfällt, die Beine von Anfang an gestreckt zu halten, dann übe häufiger zwischendurch auch den **Hamstring Stretch**. So wird deine Oberschenkelrückseite mit der Zeit flexibler.*

AUSFÜHRUNG

» Beuge dich nach vorne unten und lasse deine Beine so gestreckt wie möglich. Setze deine Hände (Fingerspitzen) möglichst nah vor den Füßen am Boden auf.

» Wandere mit den Händen vorwärts und nimm bewusst wahr, wie du deinen Rumpf immer mehr spannen musst, je mehr du in die Streckung krabbelst. Wandere so weit, wie du schaffst — mindestens so weit wie im hier abgebildeten hohen Stütz.

» Gehe dann Schritt für Schritt mit den Händen in die Ausgangsposition zurück und richte dich vollständig auf; achte darauf, dass deine Beine möglichst gestreckt bleiben.

Zu einem perfekten Workout gehören auf jeden Fall auch ein paar Mobility Moves. Da du nicht nur an dein Limit gehst, sondern beim Training auch immer den vollständigen Bewegungsumfang — auch ROM (Range of Motion) genannt — bei den einzelnen Übungen nutzen sollst, müssen deine Gelenke und Muskeln dafür optimal vorbereitet sein. Die nachfolgende kleine Übungsauswahl bringt deinen Körper umfassend in Bereitschaft für intensiven Einsatz — in nur ein paar Minuten bist du komplett durchbewegt und leicht gestretched! Und dann heißt es, volle Kraft voraus mit den einzelnen Muskelgruppen!

WORKOUT
Mobility

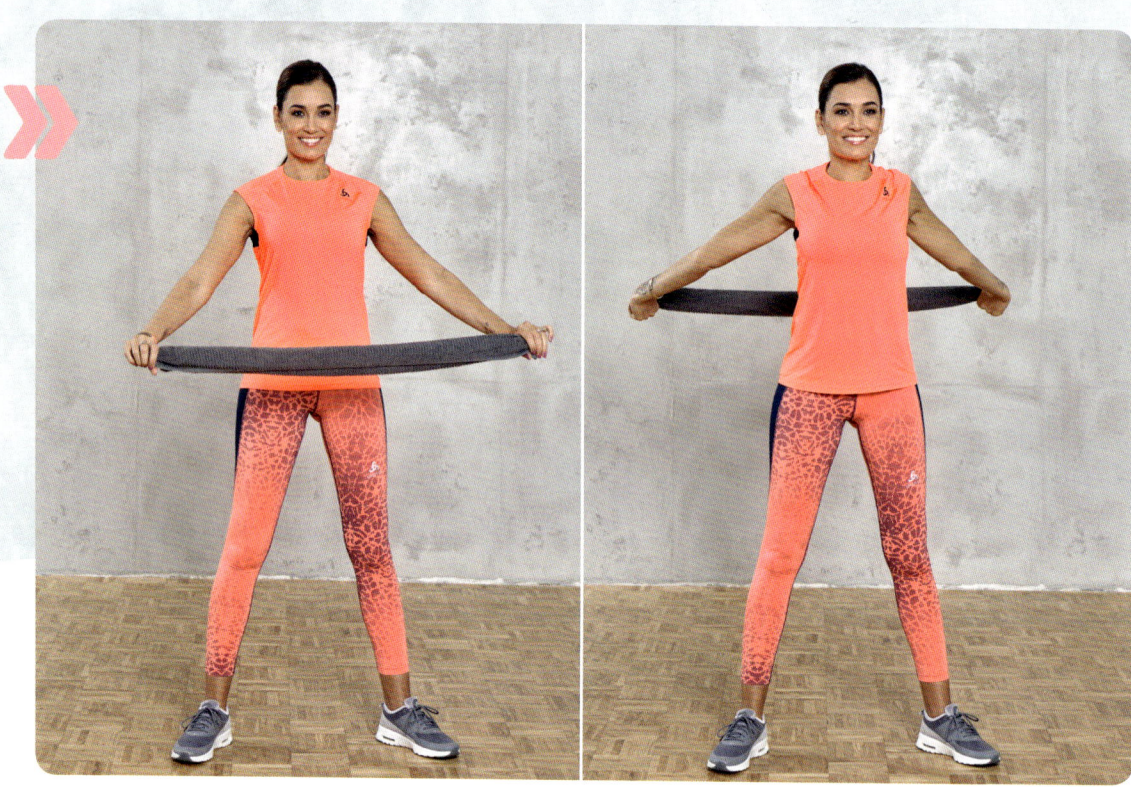

AUSGANGSPOSITION

Du stehst aufrecht in schulterbreitem Stand und hältst ein gerolltes Handtuch an den Enden und in leichter Spannung vorne auf Hüfthöhe.

Mein Tipp

Probiere ruhig einmal unterschiedliche Griffbreiten aus, um deine Schulter-beweglichkeit genauer kennenzulernen und wahrzunehmen.

AUSFÜHRUNG

» Mit dem Einatmen führst du das leicht gespannte Handtuch lang-sam über deinen Kopf — wenn möglich bis nach hinten unten.

» Mit dem Ausatmen führst du das Handtuch wieder zurück nach vorne. Führe die Übung langsam und kontrolliert aus.

! *Übungstipp: Je weiter du das Handtuch fasst, umso einfacher wird die Ausführung.*

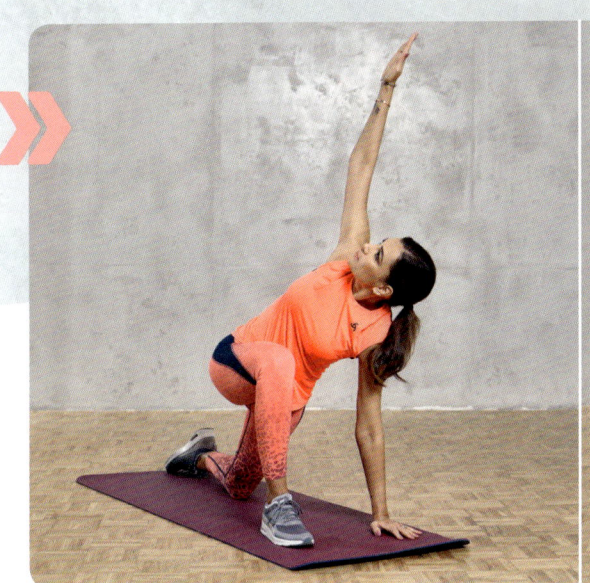
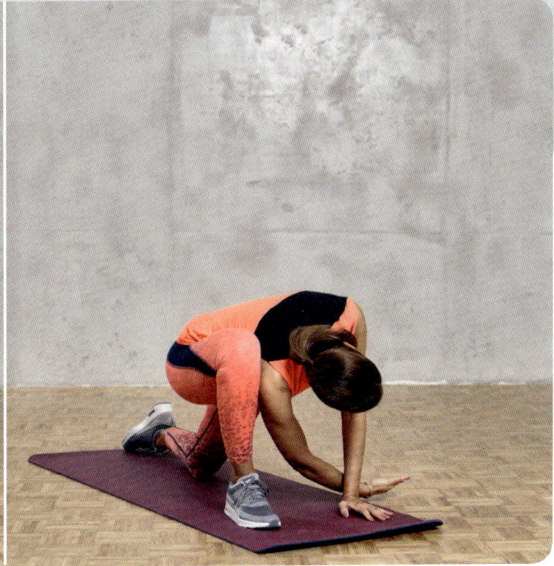

AUSGANGSPOSITION

Du bist im hohen Stütz (Liegestützposition); du setzt dein rechtes Bein neben deinen linken Arm. Dein Gewicht lagert auf linker Hand, linkem Knie und rechtem Fuß. Dein Blick nach vorne unten.

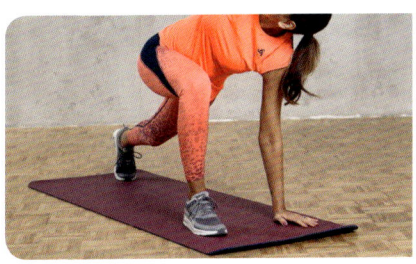

AUSFÜHRUNG

» Deinen rechten Arm führst du seitlich lang nach oben. Dabei drehst du die Hüfte auf und folgst mit dem Blick deiner Hand nach oben.

» Halte einen Moment die Position, bevor du zurückkommst und den rechten Arm unter deinem Körper zur linken Seite streckst und mit dem Blick wieder dem Arm folgst.

» Halte ebenfalls einen Moment die Position, kehre zurück, stelle die Hand wieder auf und wechsle die Seite, indem du aus dem hohen Stütz das linke Bein neben deinen rechten Arm führst.

! *Übungstipp: Während die Übung mit aufgestelltem Knie den Körper mobilisiert, dient die Übung mit schwebendem Knie auch der Rumpfkräftigung. Probiere beides aus!*

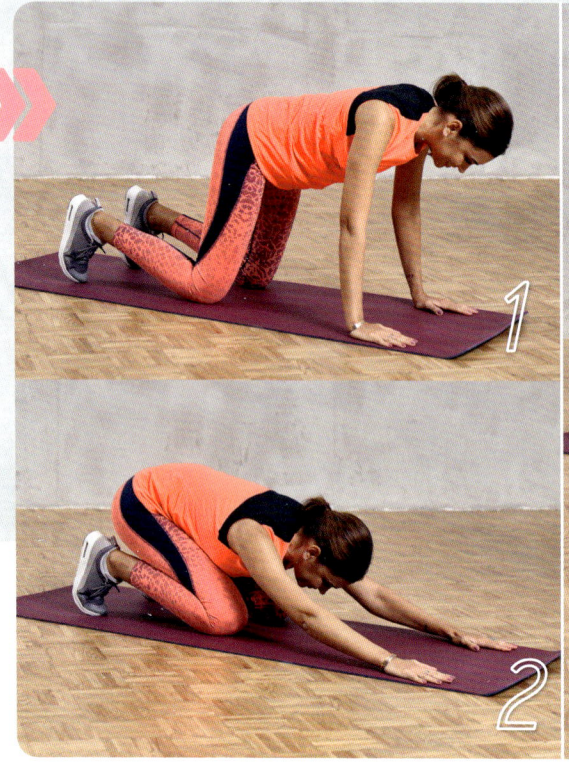

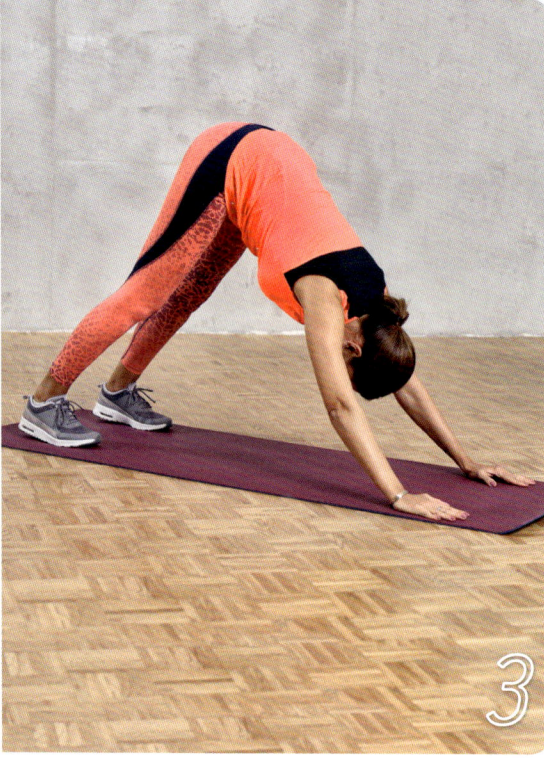

AUSGANGSPOSITION

Du bist im Vierfüßlerstand.
Deine Fußspitzen sind aufgestellt.
Hände genau unter den Schultern.

Die Knie sind schulterbreit auseinander.

Mein Tipp

Solltest du bei dieser Übung einen runden Rücken haben, beuge die Knie, sodass der Rücken lang und gerade wird. Strecke zuvor in der Endposition ganz bewusst deine Brust den Knien entgegen.

AUSFÜHRUNG

» Du lässt dich mit deinem Po nach hinten bis dicht über deine Fersen sinken und legst deinen Bauch auf den Oberschenkeln ab, die Stirn sinkt Richtung Boden.

» Deine Arme sind lang nach vorne gestreckt. Schultern, Nacken und Oberkörper sind entspannt.

» Du kommst dann in den Vierfüßlerstand zurück, streckst die Beine und führst deinen Po nach oben in die Luft.

» Drücke dich mit den Händen leicht ab und ziehe deine Fersen Richtung Boden. Dein Rücken ist ganz gerade – du stehst wie ein Dreieck. Kopf und Nacken sind entspannt.

» Komme wieder in die Ausgangsposition zurück.

04 BACK STRETCH

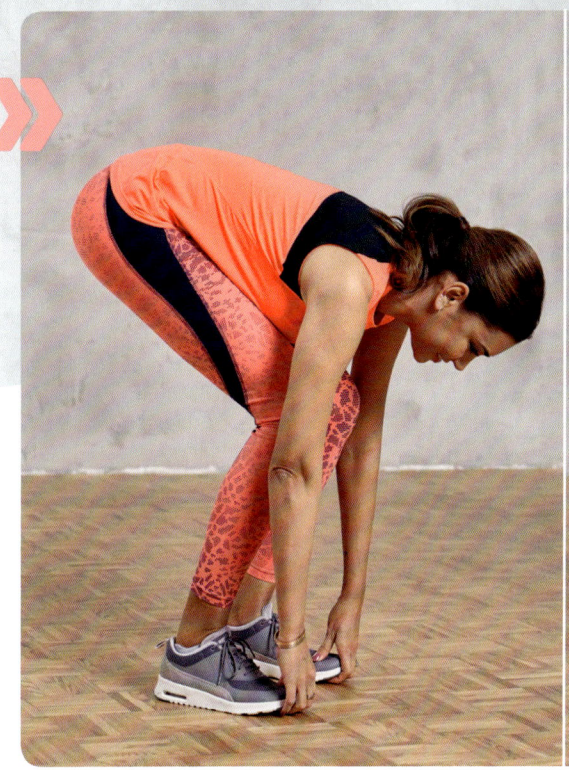 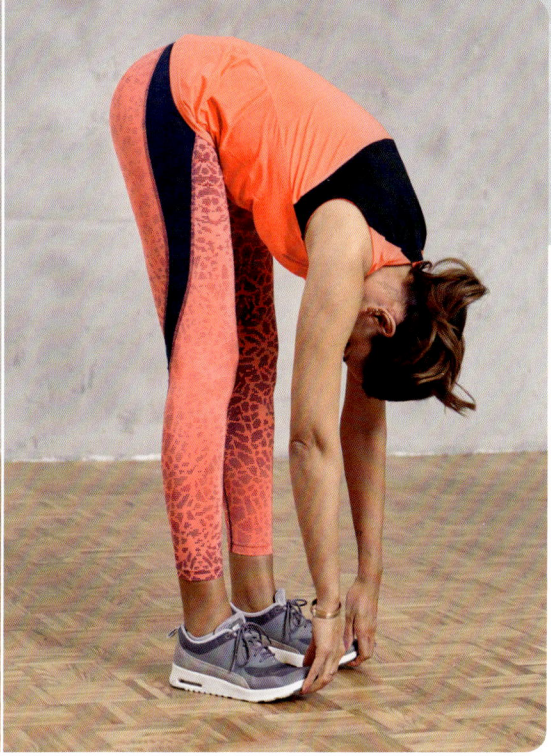

AUSGANGSPOSITION

Du stehst aufrecht, deine Füße hüftbreit geöffnet und machst bewusst einige fließende Atemzüge.

Dann lässt du dich mit dem Ausatmen nach vorne sinken. Beuge die Knie dabei so stark, dass zunächst kein Spannungs- bzw. Stretchgefühl in der Körperrückseite auftritt; Bauch und Brust sind sozusagen auf die Oberschenkel gesunken.

Deine Finger umfassen — wenn es geht — deine Zehenspitzen.

AUSFÜHRUNG

» Mit der nächsten Einatmung streckst du deine Beine durch.

» Deine Finger bleiben an deinen Fußspitzen oder — wenn du nicht so tief kommst — fasst du die tiefste Stelle deiner Beine.

» Deinen Oberkörper ziehst du kontrolliert näher zu deinen gestreckten Beinen heran und hältst diese Position eine Weile.

» Dann löst du den Zug und ziehst den entspannt hängenden Oberkörper langsam nach oben zurück in den Stand.

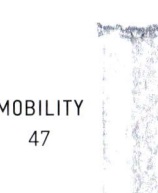

Die hier ausgewählten Bauchübungen trainieren zum Teil auch sehr wirksam andere Muskeln gleich mit und nicht nur isoliert den Bauch. Das ist bewusst so gestaltet, damit ein sehr effizientes und intensives Training möglich wird. Mit meiner Lieblingsübung — der Plank — beginnt die kleine Bauch-Übungssammlung. Die Plank, oder auch Unterarmstütz genannt, ist eine der tollen Übungen, die nicht nur den Bauch, sondern den ganzen Körper hochintensiv und effektiv trainiert. Überall durchführbar, ganz ohne Sportgeräte, ist die Übung wirklich kernig, aber auch super einfach! Du brauchst keine Trainings-Vorkenntnisse oder besonderes Talent. Die Plank selbst ist zudem ein Multi-Talent, denn durch eine Vielzahl an Variationen kannst du viele andere Muskeln hochwirksam mittrainieren (z. B. Abheben der Beine/Arme; Aufdrehen des Körpers zur Seite etc). Aber auch die anderen Übungen haben es in sich!

WORKOUT
Bauch

01 PLANK

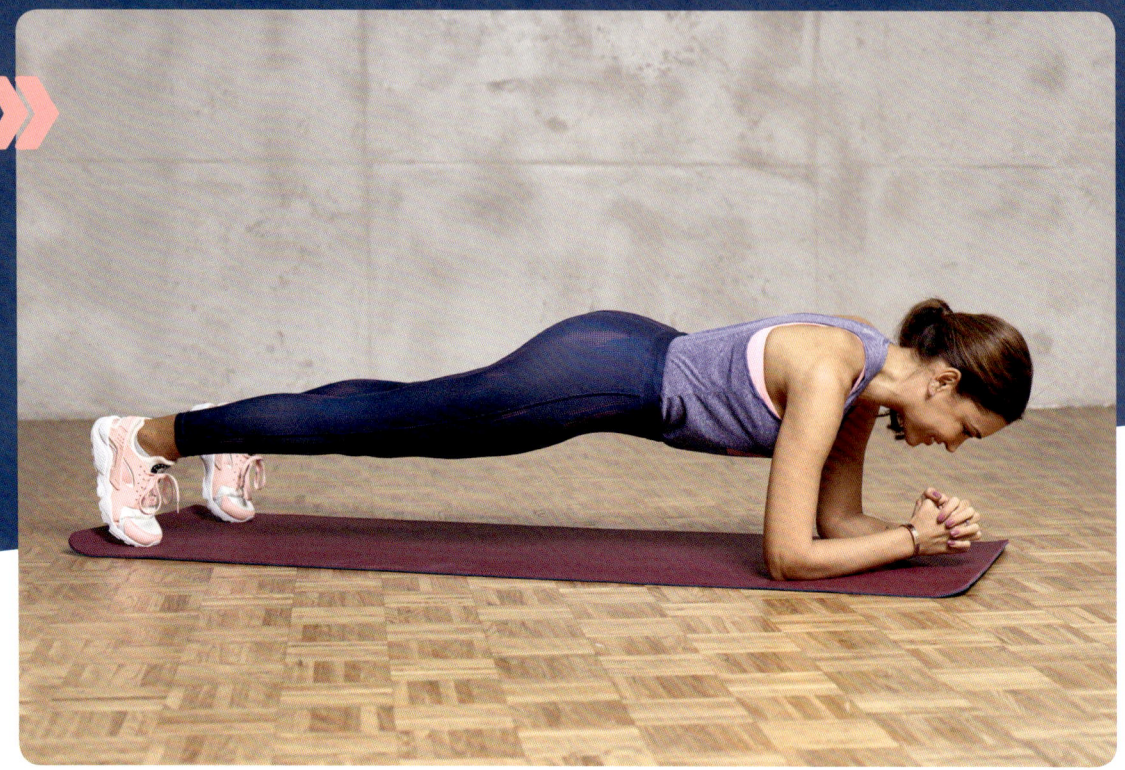

AUSGANGSPOSITION

Du bist im Vierfüßlerstand und stützt dich auf die Unterarme.

Mein Tipp

Für Mamas: Mach doch mal eine kleine Plank-Challenge mit deinen Kids! Wer kann am längsten halten? Der Gewinner bekommt natürlich eine Belohnung!

AUSFÜHRUNG

» Du streckst die Beine lang nach hinten, die Füße nah beisammen.

» Spanne deinen Körper fest wie ein Brett.

» Sei so fest, dass dein Körper von Kopf bis Fuß eine gerade Linie bildet. Weder hängst du durch, noch ist der Po hoch in der Luft.

» Halte diese Position kraftvoll 30 bis 60 Sekunden.

! *Übungstipp: Variiere die Plank je nach Tagesform. Du kannst die Dauer verlängern oder Beine und Arme (siehe hier z. B. auch die Übung **Dynamic Plank**) mit einsetzen, sie abwechselnd abheben oder in andere Positionen bringen usw.*

02 BICYCLE CRUNCH

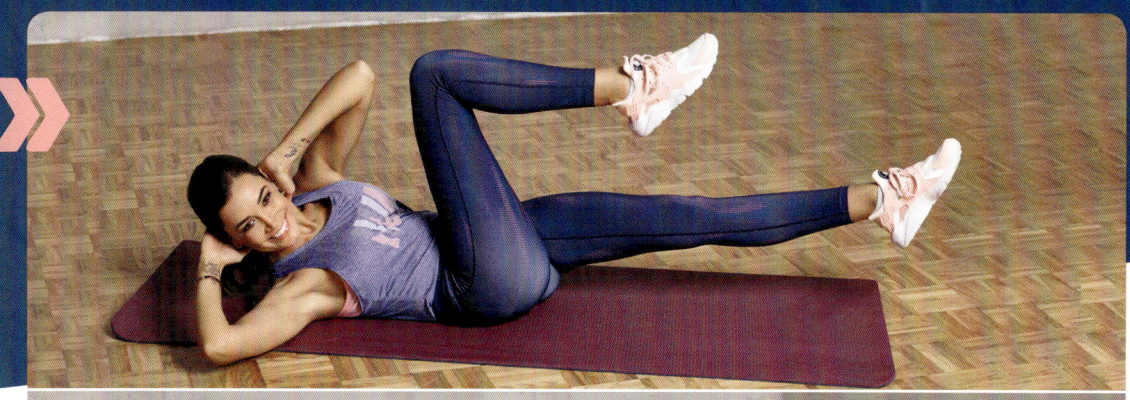

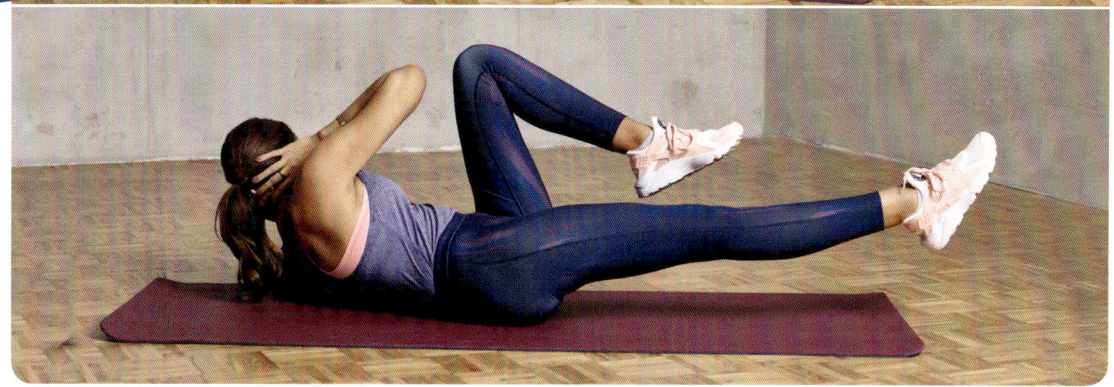

AUSGANGSPOSITION

Du bist in Rückenlage, die Beine angewinkelt, die Füße hüftbreit aufgestellt.

Mein Tipp

Auch wenn hochintensives Bodyweight-Training eine zügige Durchführung erfordert — wenn du noch nicht mit dieser komplexen Übung vertraut bist, arbeite zunächst bewusst langsam, um den Bewegungsablauf korrekt zu verinnerlichen.

AUSFÜHRUNG

» Spanne kraftvoll den Bauch (Nabel nach innen ziehen). Hebe den Oberkörper aus der Bauchkraft langsam an, der Kopf liegt weich in den Händen, Ellenbogen der gewinkelten Arme zur Seite. Hebe die Beine angewinkelt ab, die Unterschenkel waagerecht zum Boden.

» Ziehe deinen Körper aus der Bauchkraft zusammen und drehe ihn so zur Seite, dass sich Ellenbogen und diagonales Knie annähern; das andere Bein wird gestreckt (die diagonale Zusammenführung von Knie/Ellenbogen erzeugt im Rumpf eine Verdrehung, die auch die seitlichen Baumuskeln aktiviert).

! *Übungstipp: Achte darauf, dass Becken und unterer Rücken fest auf dem Boden sind und nur dein Oberkörper rotiert; die Kraft für die Verdrehungen kommt gezielt aus dem Bauch.*

03 MOUNTAIN CLIMBER

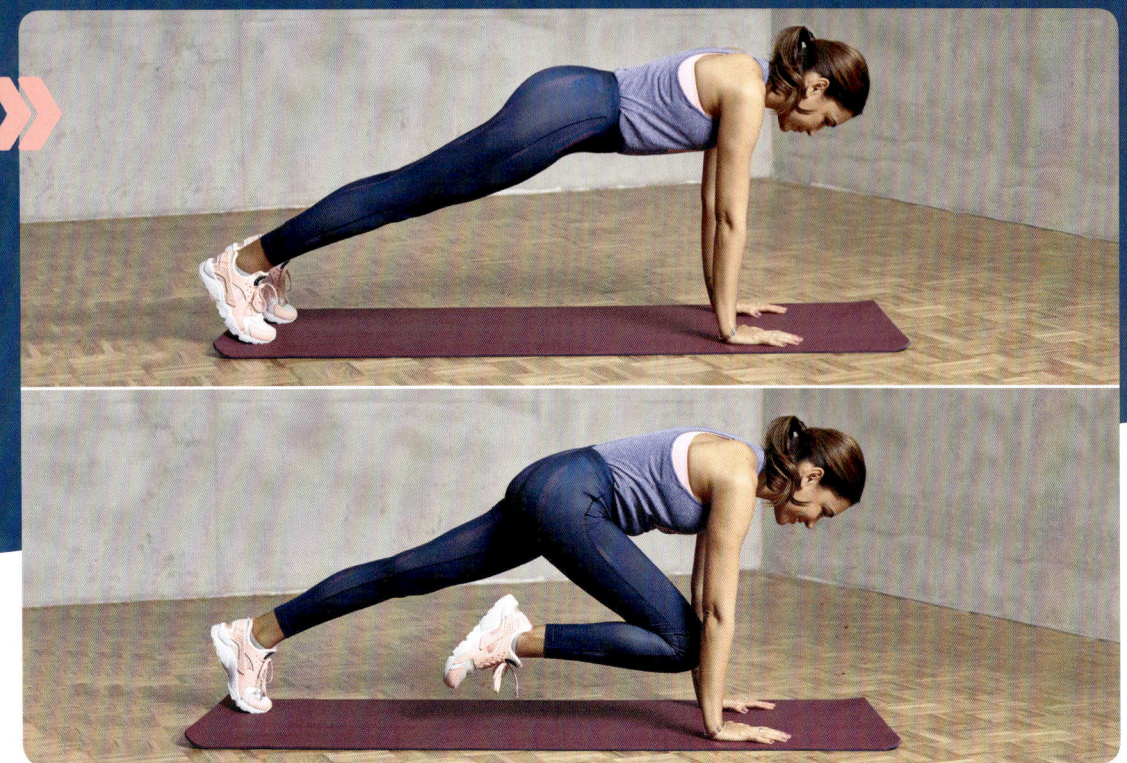

AUSGANGSPOSITION

Du befindest dich stark und fest im hohen Stütz, deine Hände sind genau unter den Schultern aufgestellt, dein Körper ist in kraftvoller Spannung.

Mein Tipp

Der Mountain Climber ist ein Multitalent, da er fast alle Muskeln trainiert – und das in Kraft und Ausdauer. Die Übung ist somit perfekt, wenn du wenig Zeit hast!

AUSFÜHRUNG

» Du ziehst ein Bein unter dem Körper so weit zur Brust, wie du kannst.

» Dann streckst du das Bein wieder und bringst auch das andere Bein angewinkelt weit Richtung Brust.

» Du führst diese Bewegung in dynamischen Wechselsprüngen fort.

» Wichtig: Deine Hände sind immer genau unter den Schultern positioniert!

! *Übungstipp: Wie der Name Mountain Climber schon sagt: Stell dir vor, an einer steilen Wand zu klettern. Vielleicht unterstützt dich das beim Üben. Wenn du dich sicher fühlst, steigere das Tempo!*

04 DYNAMIC PLANK

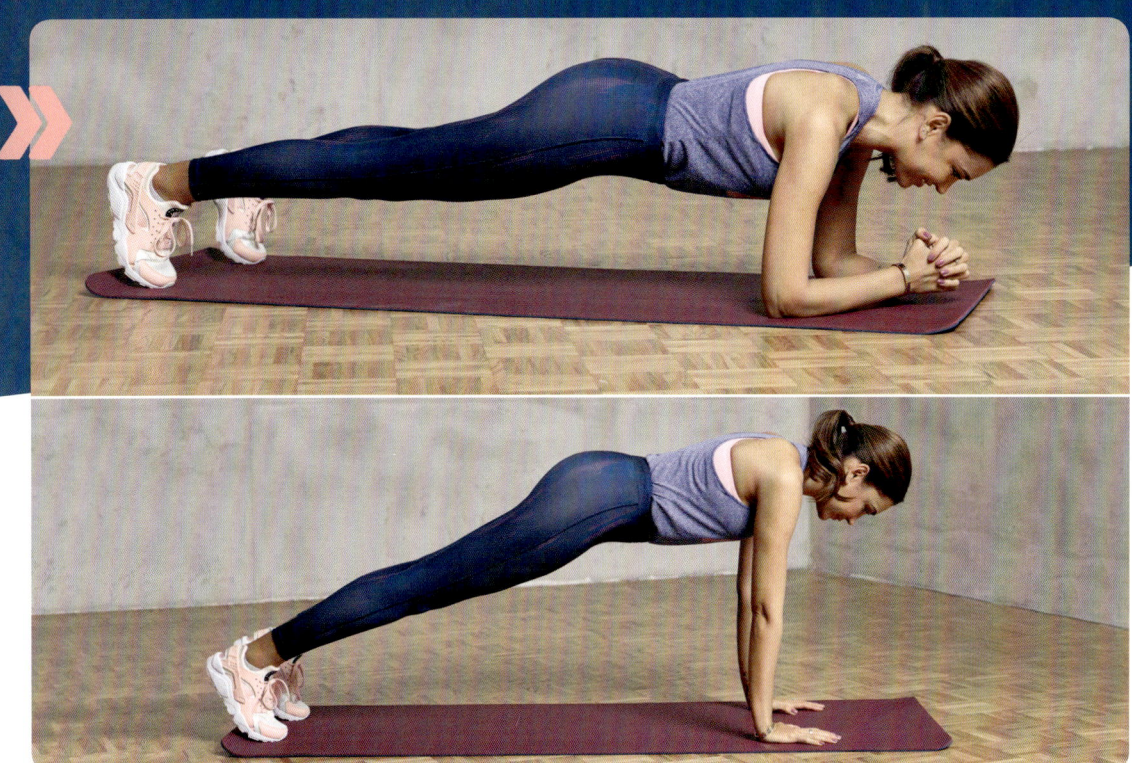

AUSGANGSPOSITION

Gehe in die Plank (siehe Übungs-
beschreibung **Plank**).

Mein Tipp

*Wenn du die Möglichkeit hast,
mache diese Übung unbedingt mal
vor dem Spiegel, damit du sehen
kannst, ob du wirklich fest bist und
dein Becken nicht wackelt.*

AUSFÜHRUNG

» Wechsel nun aus der Plank in den hohen Stütz (Push-up-
Position) und wieder zurück in die Plank.

» Wichtig dabei: Deine Hände in der Push-up-Position bzw.
Ellenbogen in der Plank-Position befinden sich stets genau
unter den Schultern.

» Achte auch beim Wechsel der Positionen auf deinen bombenfest
gespannten Bauch, denn dein Becken soll nicht wackeln — du
bleibst fest wie ein Brett.

05 SIDE PLANK & CRUNCH

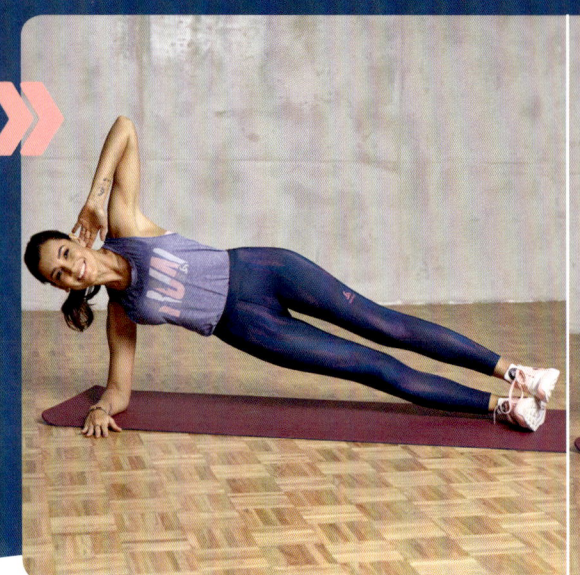 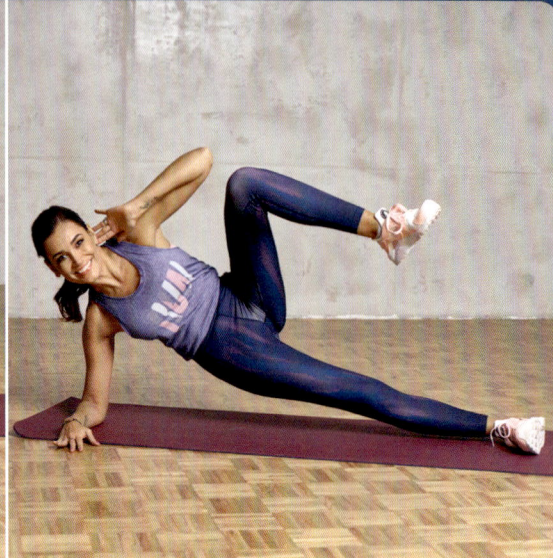

AUSGANGSPOSITION

In Seitlage stützt du dich mit dem Unterarm ab.

Mein Tipp

Falls dir die Übung noch zu schwer ist, lege das untere Knie auf den Boden für einen kürzeren Hebel. Für mehr Intensität lasse Bein und Arm durchgehend in der Luft.

AUSFÜHRUNG

» Spanne nun den Bauch und hebe — vor allem aus der Kraft der seitlichen Rumpfmuskeln — dein Becken an, bis Oberkörper und oberes Bein eine Linie bilden.

» Den oberen Arm winkelst du an und legst die Fingerspitzen seitlich an den Kopf. Führe das Knie des oberen angewinkelten Beines und den Ellenbogen des angewinkelten Armes zueinander. Du ziehst dich sozusagen seitlich in einen Crunch.

» Dann wieder in die Ausgangs-Side-Plank und Übung wiederholen.

! *Übungstipp: Es gibt hier viele Variationen, z. B. ein Crunch vor dem Körper statt seitlich nach oben, je nachdem, ob du den Schwerpunkt auf die geraden oder seitlichen Bauchmuskeln legen willst.*

06 SIDE PLANK & EINDREHEN

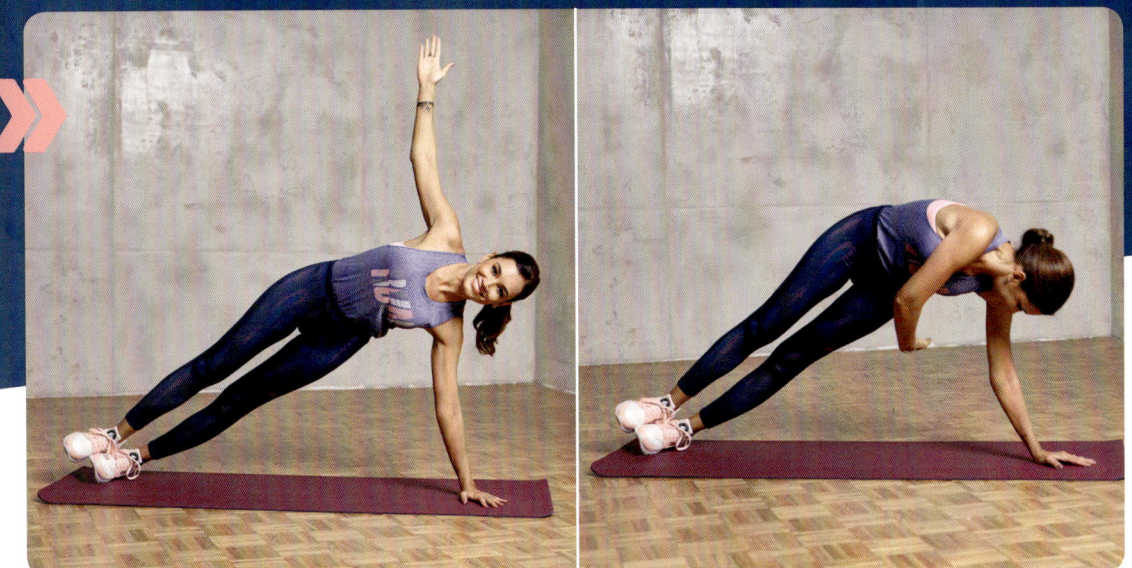

AUSGANGSPOSITION

Du bist in der Side Plank.

AUSFÜHRUNG

» Nun streckst du zunächst einen Arm seitlich lang nach oben. Dabei bist du fest und lang in der Side Plank.

» Dann führst du den Arm von oben zurück nach unten und dann unter deinem Körper durch, so weit du schaffst. Der Blick folgt immer der Bewegung des Arms.

» Mache auch einen Durchgang für die andere Seite.

! *Übungstipp: Wenn das Auf- und Eindrehen in der Side Plank schwer für dich ist, gehe stufenweise heran:* **Stufe 1:** *aus der Vierfüßlerposition ein- und aufdrehen,* **Stufe 2:** *aus der Side Plank mit aufgestellten Knien arbeiten* **Stufe 3:** *aus der langen Side Plank arbeiten.*

07 HIP LIFT

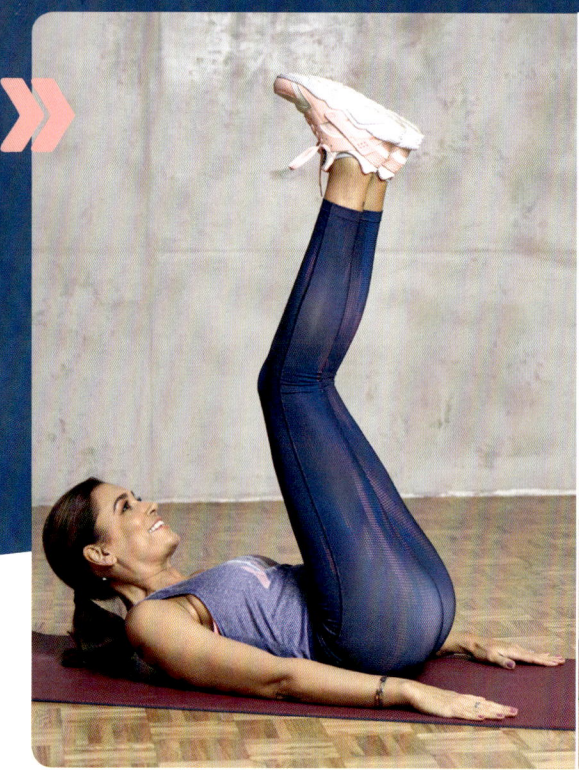
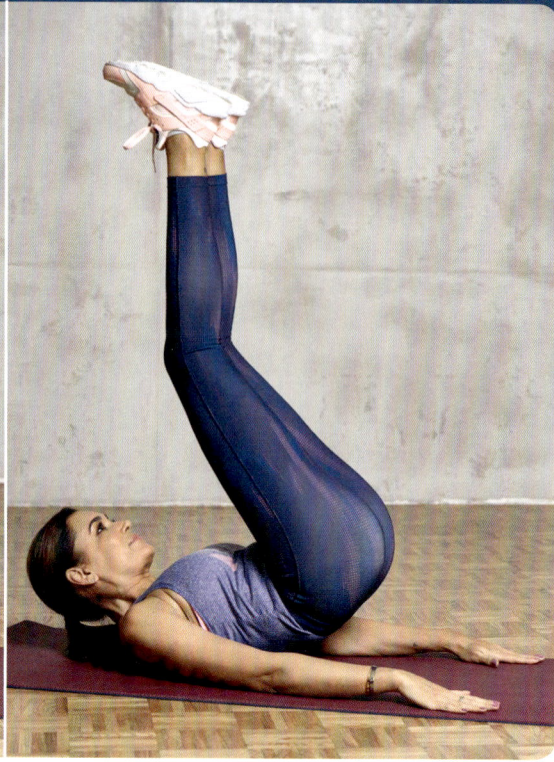

AUSGANGSPOSITION

In Rückenlage sind deine Beine nach oben gestreckt.

AUSFÜHRUNG

» Spanne fest deinen Bauch an. Stell dir nun vor, du möchtest deine Fußsohlen weit oben an die Decke bringen.

» Du versuchst also, mit konzentrierter Bauchkraft deinen Unterkörper nach oben zu schieben.

» Dann löst du langsam die nach oben gesendete Kraft, um sie anschließend immer wieder aufzubauen und mit ihrer Hilfe die Fußsohlen nach oben zu schieben.

! *Übungstipp: Achte darauf, dass du nicht mit Schwung arbeitest und deine Beine nicht in der Luft hin und her pendeln. Die Kraft wird langsam und kontrolliert senkrecht nach oben geschickt. Es ist keine Einrollbewegung!*

Mein Tipp

Wenn du noch nicht besonders viel Bauchkraft hast, kann es gut sein, dass du dein Becken nicht hochbekommst. Das macht nichts! Hauptsache, du setzt wirklich alle Kraft ein, die du hast!

08 SIDE CRUNCH STEHEND

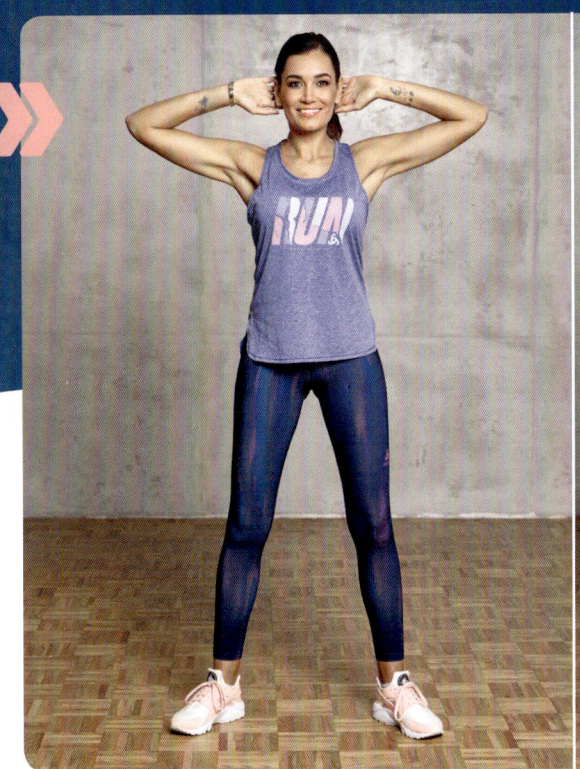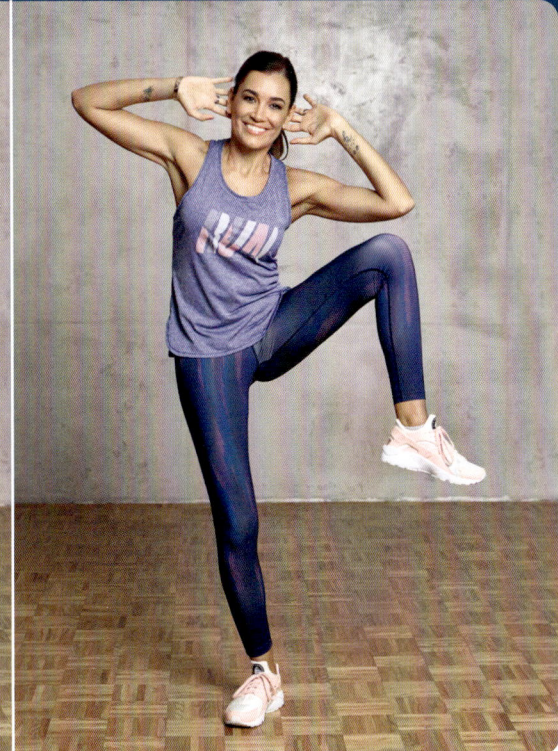

AUSGANGSPOSITION

Du stehst aufrecht, Füße hüftbreit, Fingerspitzen seitlich am Kopf, Ellenbogen zeigen oberhalb der Schultern nach außen.

AUSFÜHRUNG

» Spanne nun Po und Bauch fest an.

» Dann führe immer abwechselnd seitlich Knie und Ellenbogen zusammen.

! *Übungstipp: Wenn du noch nicht vertraut bist mit der Übung, arbeite zunächst in langsamen Wechseln. Dann steigere dich und wechsle die Seiten in dynamisch federnden Sprüngen.*

Mein Tipp

Für Mamas: Da diese Übung so witzig aussieht, macht sie im aktiven Spiel mit den Kids richtig Spaß!

Welche Frau möchte das nicht: schlanke, starke und feste Beine! Aber bitte nicht zu muskulös, werden manche sagen. Beim Bodyweight-Training müssen wir Frauen keine Angst haben, dass wir durch ein hartes Training auf einmal Muskelberge aufbauen. Unabhängig davon, dass unsere Muskulatur sowieso nicht darauf ausgelegt ist, benötigst du zum Masseaufbau auch schweres Zusatzgewicht, das heißt, zum Beispiel eine Langhantel auf den Schultern beim Squat oder Lunge, gut bestückt mit Gewichtscheiben. Wenn nur dein eigener Körper dein Bein-Trainingsgerät ist, bist du genau auf dem richtigen Weg. Die acht nachfolgenden Übungen runden alles für die Beine ab: Haltekraft, Sprungkraft, dynamische kontrollierte Kraft-Bewegungen, Gleichgewicht und Koordination — gib alles, lass die Muskeln ruhig brennen!

WORKOUT
Beine

01 WALL SIT

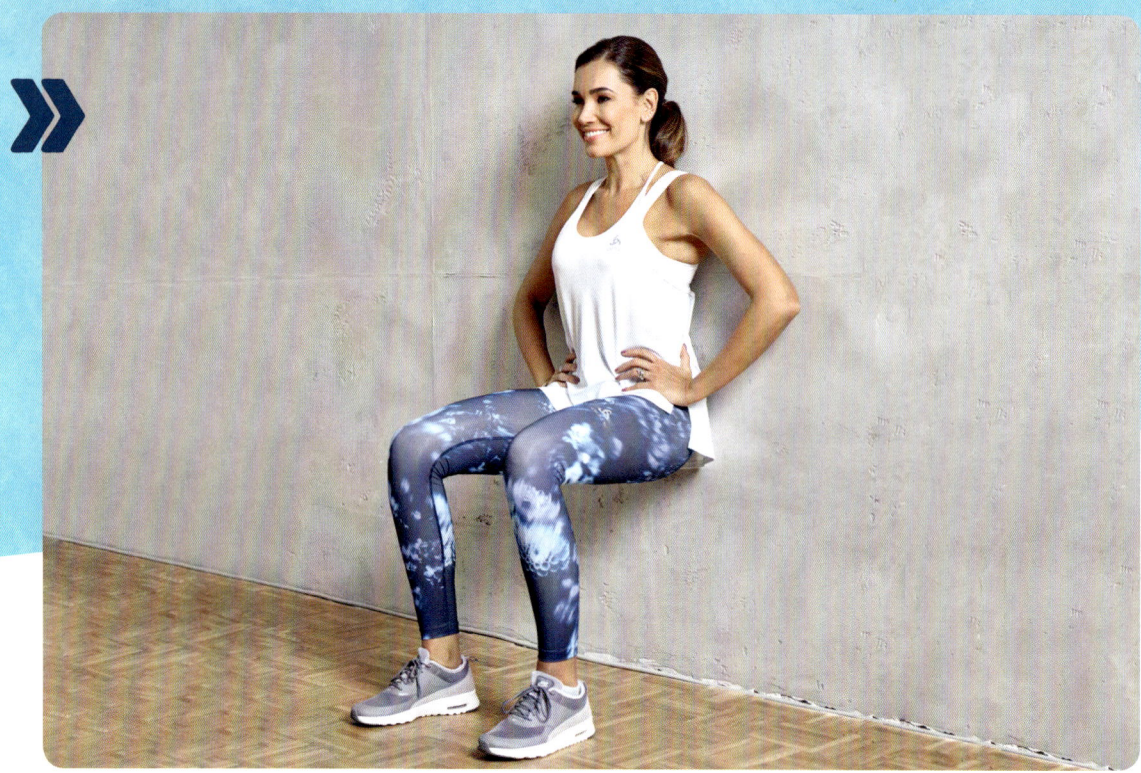

AUSGANGSPOSITION

Du stehst mit dem Rücken zu einer Wand gerichtet, deine Füße etwa hüftbreit, die Fußspitzen leicht nach außen gerichtet.

AUSFÜHRUNG

» Lehne dich mit deinem kompletten Rücken an die Wand. Die Hände bringst du an deine Hüfte.

» Nun rutschst du an der Wand nach unten, während du sukzessive die Füße immer weiter nach vorne positionierst, bis du mit deinen Beinen einen 90-Grad-Winkel erreicht hast. Die Füße bleiben dann einfach stehen.

» Wichtig: Du bleibst in der Endposition fest mit dem Rücken an der Wand. Versuche diese Position für etwa 30 Sekunden (oder länger) zu halten.

! *Übungstipp: Das Wandsitzen erleichterst du, wenn du dich mit deinen Händen auf den Oberschenkeln abstützt.*

02 SUMO SQUATS

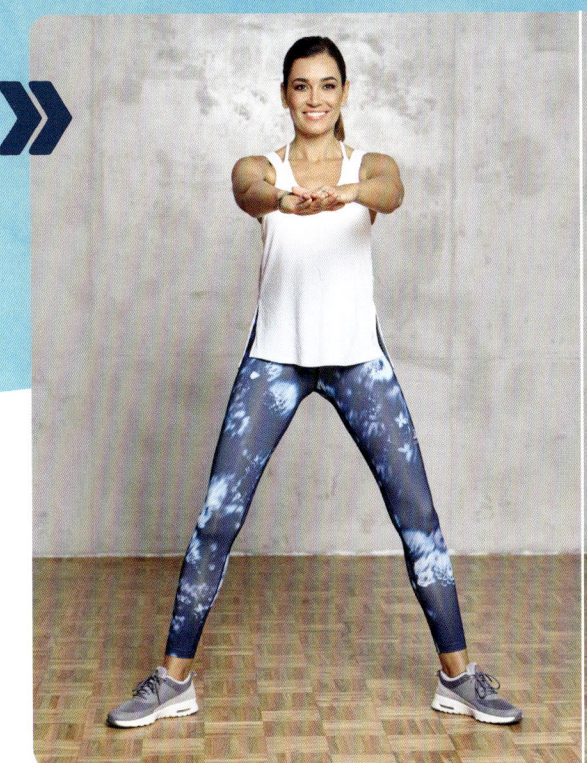
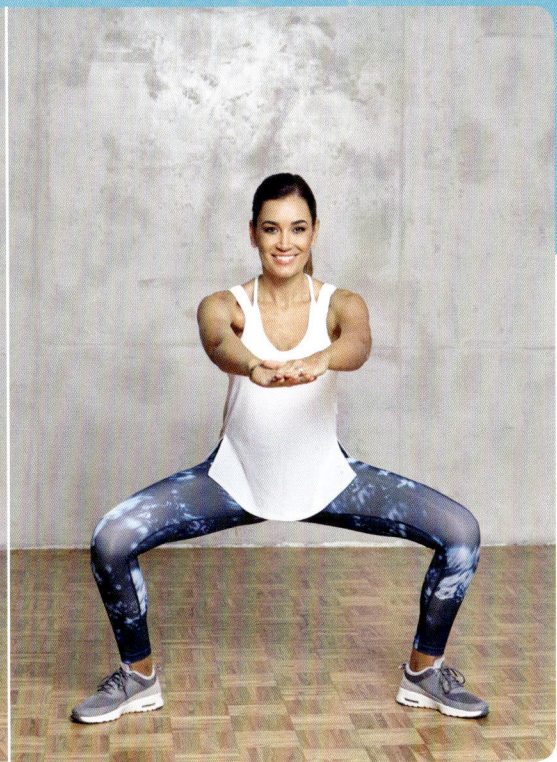

AUSGANGSPOSITION

Du stehst aufrecht mit sehr breit aufgestellten Beinen, die Fußspitzen zeigen nach außen.

Die Arme sind nach vorne in Brusthöhe gestreckt.

AUSFÜHRUNG

» Du gehst wie ein japanischer Sumoringer in die Hocke. Dabei führst du den Po nach hinten, als wolltest du dich auf einen Hocker setzen. Gleichzeitig hältst du deine Arme in Brusthöhe weit nach vorne gestreckt.

» Verweile in der Position, bevor du wieder aus der Hocke nach oben kommst.

! *Übungstipp: Achte während der ganzen Übung darauf, dass der Oberkörper gestreckt bleibt und das Gewicht auf dem ganzen Fuß verteilt ist. Die Knie sollen stabil und immer in Richtung der Füße bleiben.*

03 STANDWAAGE DYNAMISCH

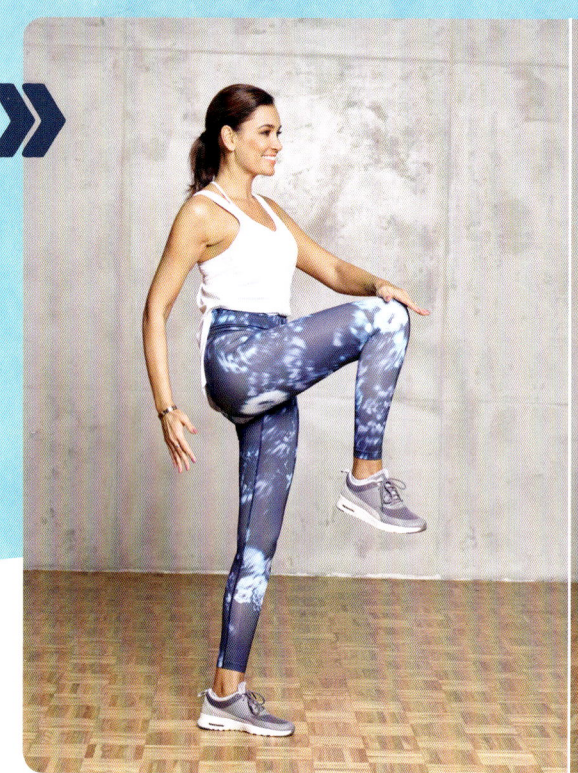
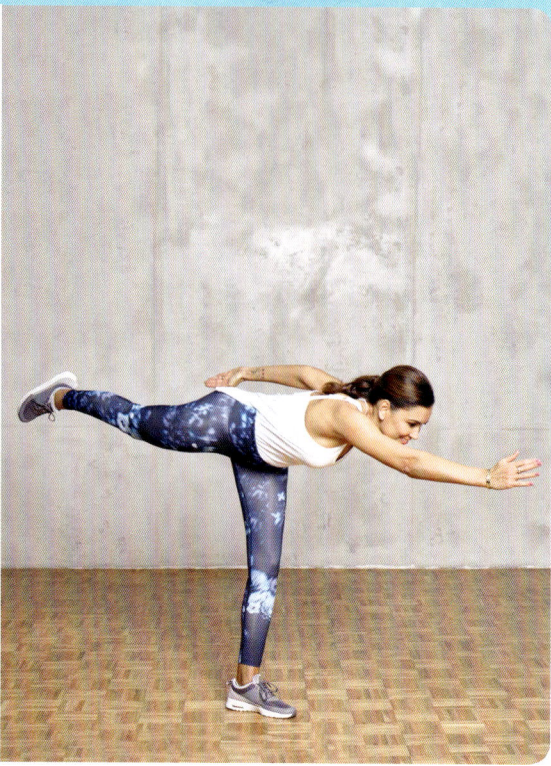

AUSGANGSPOSITION

Du stehst zunächst aufrecht.

Mein Tipp

Ein häufig beobachtetes Fehlerbild ist bei der Beinstreckung nach hinten das Aufdrehen der Hüfte zur Seite. Drehe den Fuß des Streckbeines nach innen, so kannst du diese Hüftdrehung vermeiden!

AUSFÜHRUNG

» Nun winkelst du dein rechtes Bein nach oben an und legst die linke Hand darauf oberhalb deines Knies.

» Dann senkst du das rechte Bein wieder ab, um es — wie auch den linken Arm — lang nach hinten zu führen. Dabei beugst du gleichzeitig den Oberkörper gerade nach vorne und streckst auch den rechten Arm nach vorn.

» In der Endposition bist du waagerecht gestreckt. Stell dir vor, ein Stab führt durch deinen Körper: vom Fuß bis in die Fingerspitzen.

» Hilfreich ist auch ein leicht gebeugtes Standbein. Es erleichtert die waagrechte Position und die Balance.

04 LUNGES

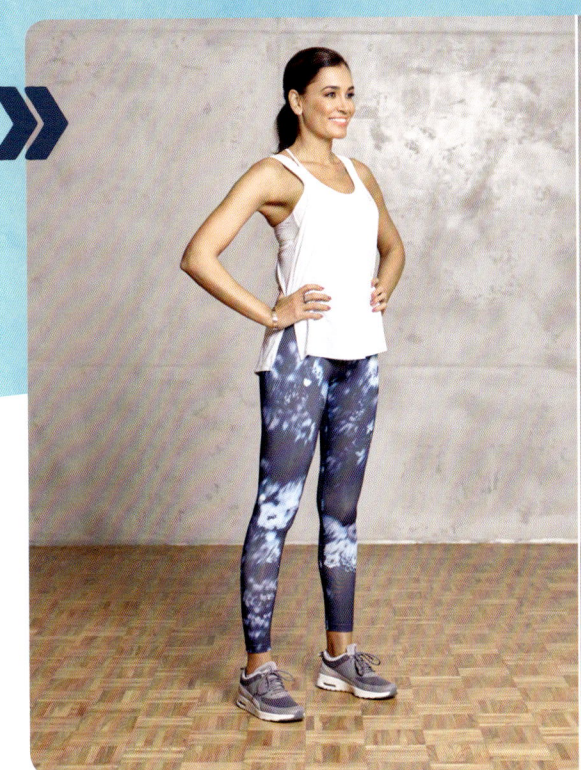
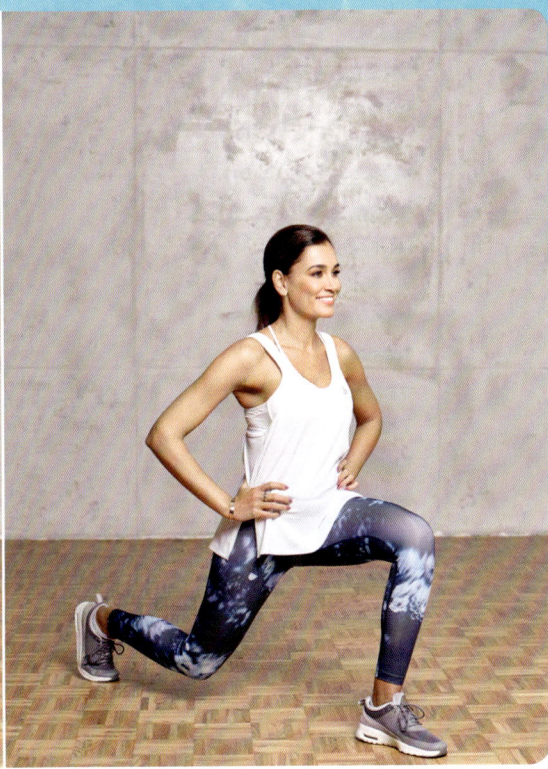

AUSGANGSPOSITION

Du stehst aufrecht, die Füße hüftbreit, deine Hände seitlich an deine Hüften gestützt.

AUSFÜHRUNG

» Nun machst du einen großen Ausfallschritt nach vorn.

» Du senkst dich so tief runter, bis dein hinteres Knie fast den Boden berührt. Beide Beine haben jetzt mindestens einen rechten Winkel.

» Die Fußspitzen zeigen nach vorn, die Knie sind immer in Richtung deiner Füße, dein Oberkörper ist aufrecht, deine Hüfte zeigt gerade nach vorn.

» Drücke dich dann kraftvoll aus der Ferse des vorderen Beines wieder in die Ausgangsposition und starte mit dem anderen Bein.

! *Übungstipp: Wenn du noch nicht flüssig die Technik beherrschst und wackelig bist, halte dich zunächst ruhig mit einer Hand fest, wenn du den Schritt trainierst.*

05 KNEE LIFT LUNGES

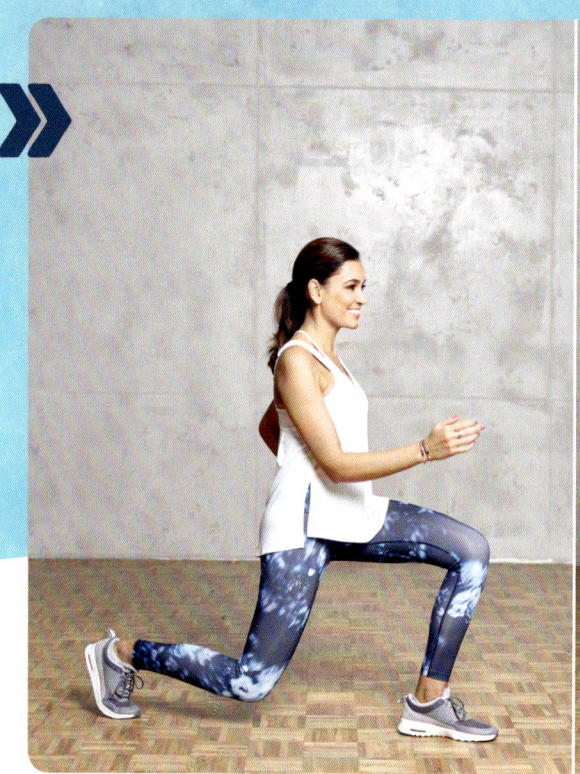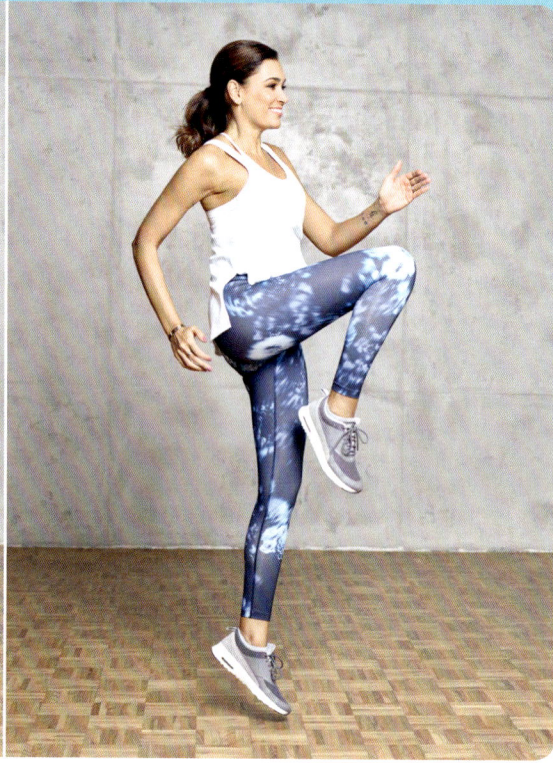

AUSGANGSPOSITION

Du stehst aufrecht, die Füße hüftbreit.

Mein Tipp

Nimm deine Arme und Hände immer aktiv in die Bewegung mit.

AUSFÜHRUNG

» Mache einen großen Ausfallschritt nach vorn.

» Du bist so tief, dass dein hinteres Knie fast den Boden berührt. Beide Beine sind mindestens im rechten Winkel. Die Fußspitzen zeigen nach vorn, die Knie immer in Richtung der Füße, der Oberkörper aufrecht, die Hüfte gerade nach vorn.

» Du springst schwungvoll hoch mit Abdruck aus dem vorderen Bein und ziehst dein hinteres Bein gebeugt nach vorn oben über Hüfthöhe. Du landest wieder weich im Ausfallschritt und machst danach weitere Sprünge.

» Mach einen weiteren Durchgang für die andere Seite.

06 ADDUKTION

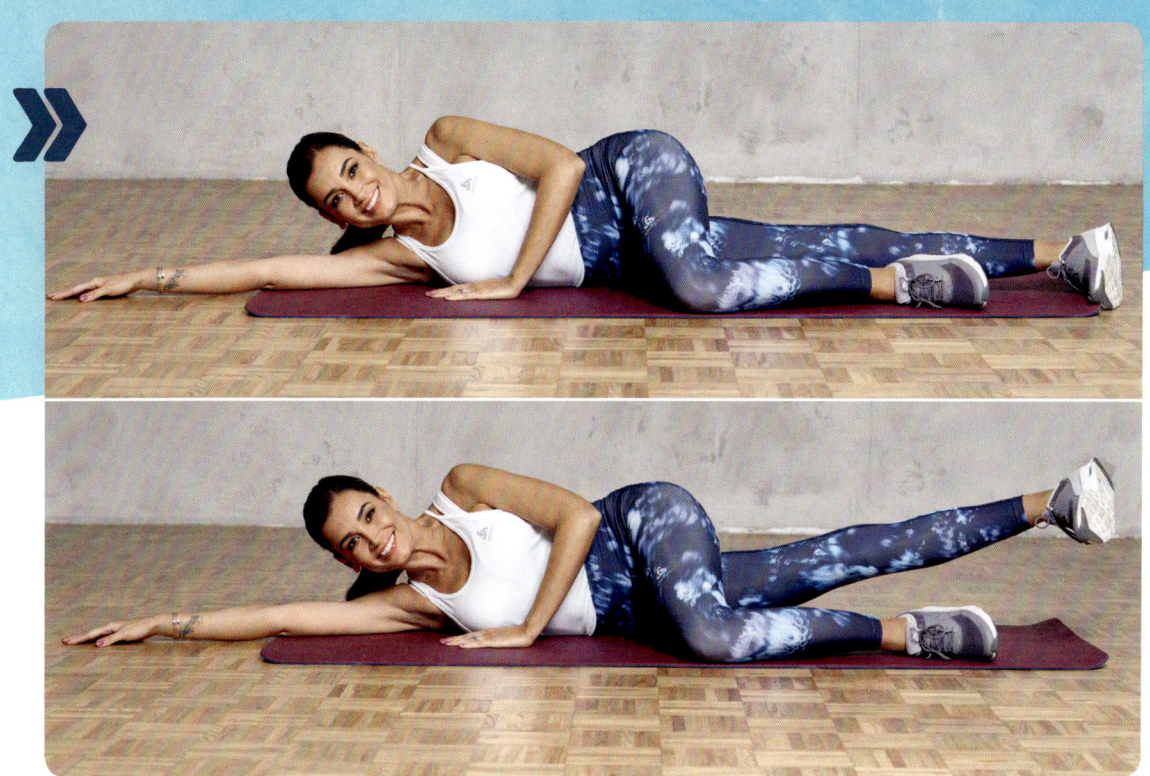

AUSGANGSPOSITION

Du bist in Seitlage, dein Kopf entweder auf deinem ausgestreckten Arm oder gestützt.

AUSFÜHRUNG

» Dein oberes Bein legst du angewinkelt vor deinem Körper ab.

» Dein unteres Bein ist gestreckt und die Ferse ist nach unten durchgedrückt, die Zehen herangezogen.

» Hebe das untere Bein nun so weit wie möglich nach oben an.

» Dann senke das Bein wieder bis dicht über den Boden (nicht ablegen).

» Wiederhole die Bewegung langsam, intensiv und kontrolliert.

07 SQUAT JUMPS

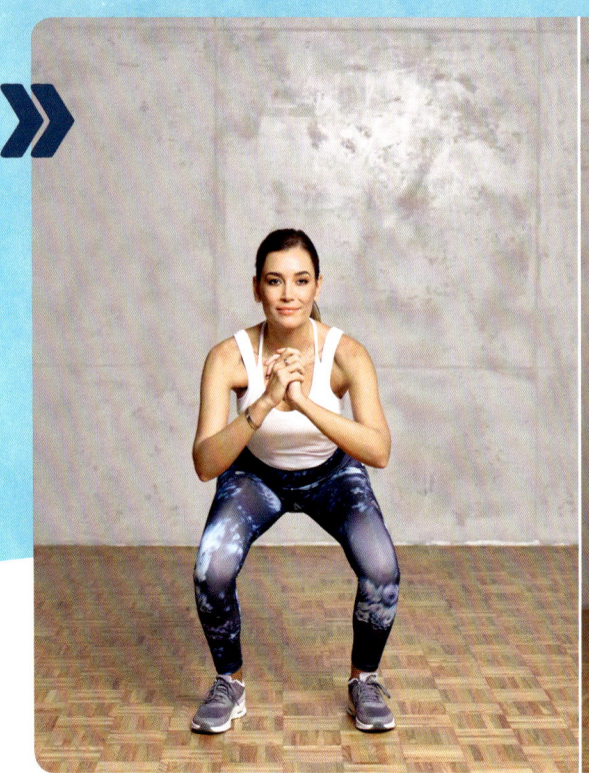
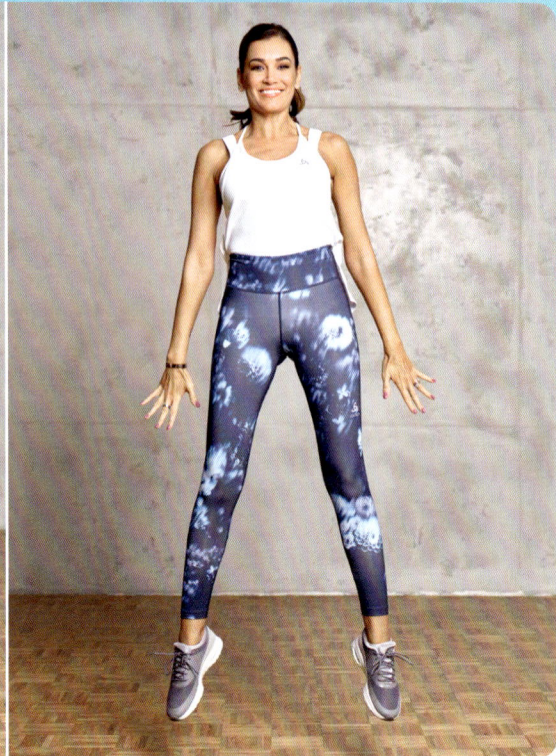

AUSGANGSPOSITION

Du stehst aufrecht, die Füße hüftbreit aufgestellt.

Die Fußspitzen zeigen leicht nach außen.

AUSFÜHRUNG

» Du gehst tief in die Kniebeuge, wenn du es schaffst, ist dein Po tiefer als deine Knie.

» Der Schwerpunkt liegt beim Absenken immer auf den Fersen.

» Mit voller Körperspannung schnellst du aus der Tiefe und springst hoch. Setze auch die Arme zur Unterstützung mit ein.

» Gleich nach der Landung über die Ballen auf den vollen Fuß gehst du federnd weich mit Verlagerung des Schwerpunktes erneut auf die Fersen in die Kniebeuge und setzt ohne Pause zum nächsten Höhenflug an.

08 SIDE LUNGES

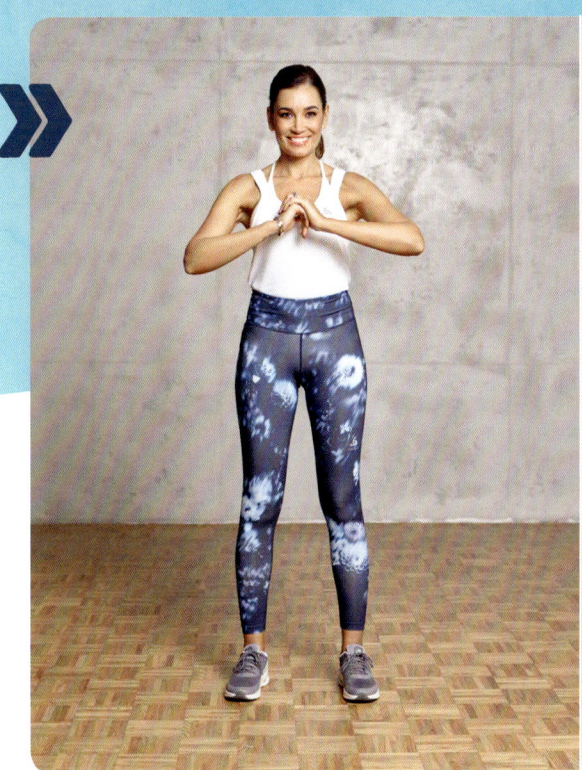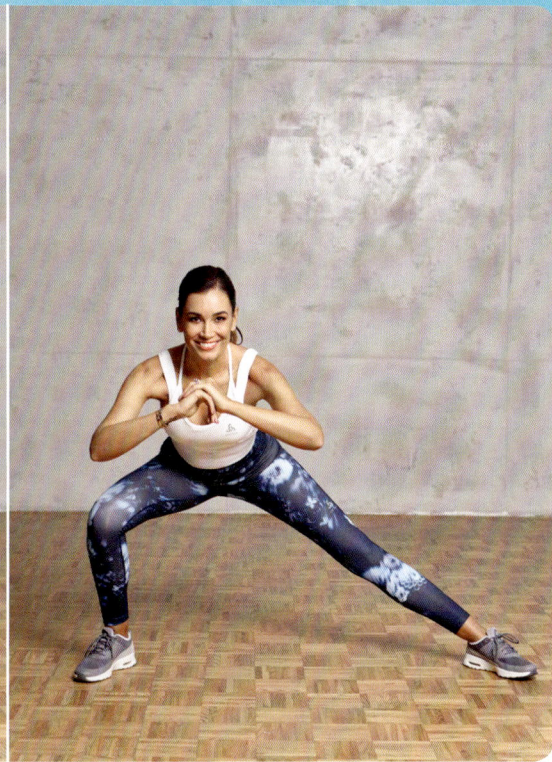

AUSGANGSPOSITION

Du stehst aufrecht und die Füße hüftbreit.

AUSFÜHRUNG

» Zunächst führst du deine Arme angewinkelt mit überein-andergelegten Händen vor den Brustkorb.

» Nun machst du einen großen Ausfallschritt zur Seite.

» Das Schritt-Bein wird gebeugt, das andere gestreckt. Die Fußspitzen zeigen immer nach vorne.

» Aus der Beugung drückst du dich über die Ferse in die gerade Haltung zurück.

» Dann denselben Ablauf zur anderen Seite.

Ein weiteres Traumziel: der Pfirsich-Popo. Aber einen knackigen, bitte! Hier hilft wirklich nur eins: richtig Kraft einsetzen und in maximale Spannung gehen beim Workout. Die Übungen, die ich hier für euch ausgesucht habe, sind hochwirksam und haben es in sich, wenn du dein ganzes Kraftpotenzial wirklich nutzt. Bei den Squats und Lunges im Beintraining wurde dein Allerwertester schon herrlich auf Touren gebracht. Mit den Übungen, die auch noch mal den Popo gezielt ansprechen, ist dein Training komplett. Aber vergiss nicht: Geh an dein Limit!

WORKOUT
Po

01 KICK BACKS

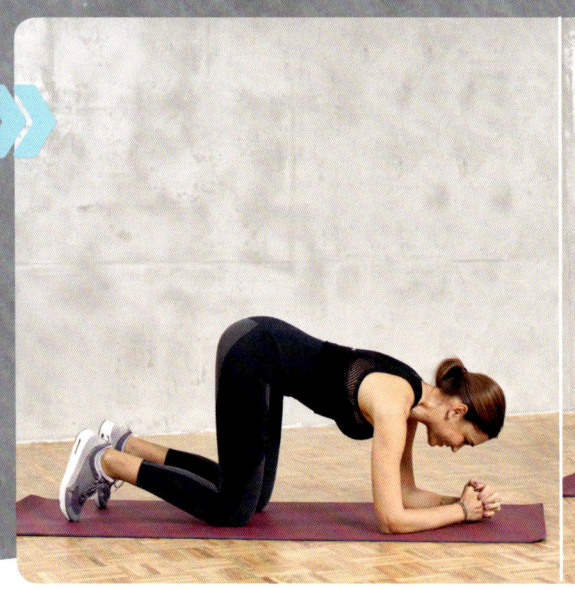 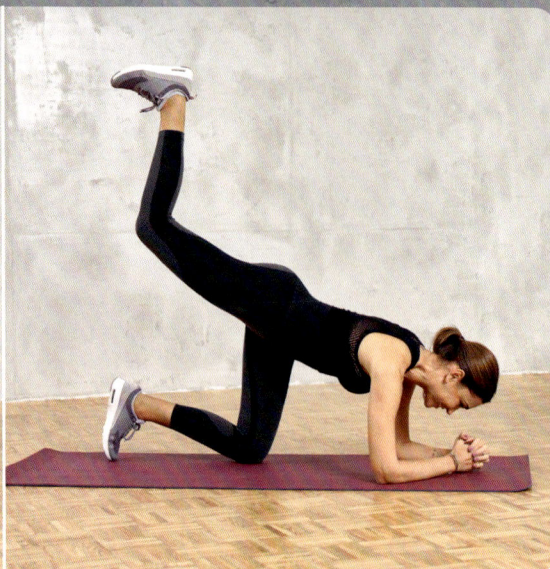

AUSGANGSPOSITION

Du bist im Vierfüßlerstand, auf Unterarmen oder Händen abgestützt, Kopf, Nacken und Wirbelsäule bilden eine gerade Linie, die Fußspitzen aufgestellt.

Mein Tipp

*Während der gesamten Übung immer auf die Bauchspannung achten – „Mitte schnüren"; Rücken bleibt ganz gerade; Hüfte **nicht** aufdrehen, das Bein arbeitet ganz gerade nach oben!*

AUSFÜHRUNG

» Du hebst ein Bein nach hinten (mit ca. rechtem Winkel).

» Drücke die Fußsohle Richtung Decke gegen einen imaginären Widerstand – bis du die maximale Spannung in der jeweiligen Po-Hälfte spürst.

» Arbeite in langsamen und kontrollierten Auf- und Ab-Bewegungen immer wieder in diese größtmögliche Spannung hinein.

» Dann ein Durchgang für die andere Seite.

! *Übungstipp: Variante für Super-Starke und zusätzliche Super-Power im Bauch: Standknie ganz leicht vom Boden abgehoben halten und in dieser Position trainieren!*

02 HIP BRIDGE EINBEINIG

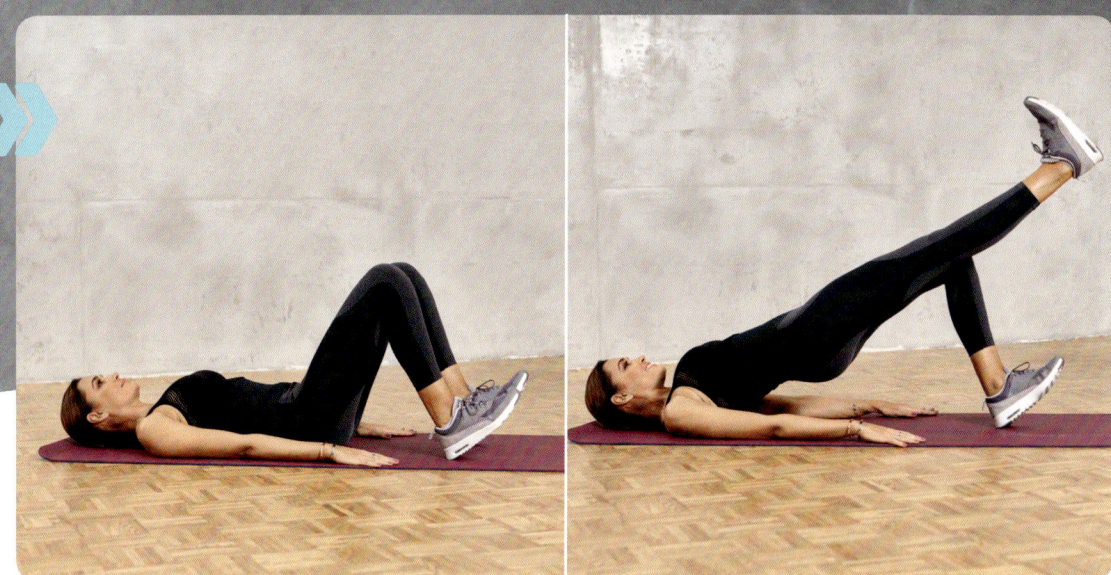

AUSGANGSPOSITION

Du bist in Rückenlage, Beine gewinkelt
mit aufgestellten Fersen.

Deine Arme lang am Körper, die Hände
flach auf dem Boden.

AUSFÜHRUNG

» Hebe das Becken langsam und kontrolliert nach oben,
bis Oberschenkel und Oberkörper eine Linie bilden.

» Hebe nun ein Bein ab und strecke es mit geflextem Fuß
(Bein und Oberkörper sind immer noch eine gerade Linie).

» Schiebe in dieser Position die Hüfte in kleinen Bewegungen
immer wieder nach oben in die Spannung.

» Dann stelle das Bein langsam und unter Spannung wieder
auf — Seitenwechsel.

03 FROG PUMPS

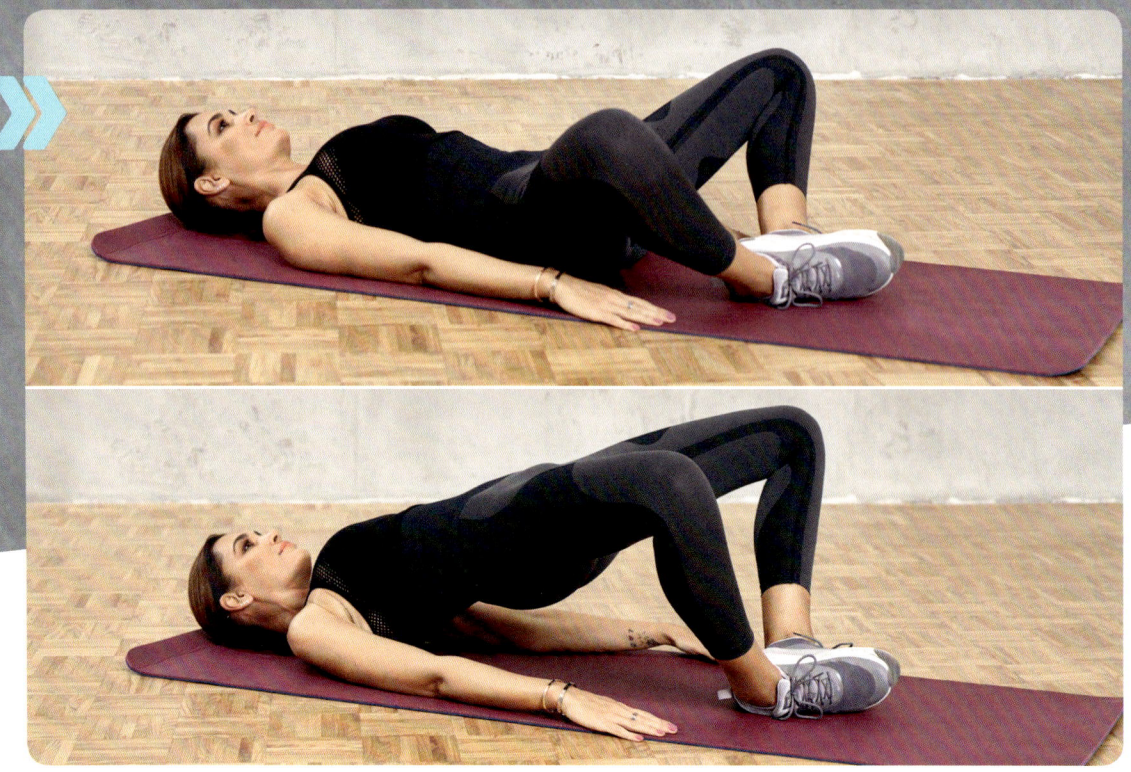

AUSGANGSPOSITION

Du bist in Rückenlage, legst deine Fußsohlen aneinander und ziehst die Fersen nahe Richtung Po, die angewinkelten Beine sinken nach außen, deine Arme seitlich lang am Boden.

AUSFÜHRUNG

» Hebe in dieser Froschposition dein Becken so hoch wie möglich und spanne dabei aktiv den Po, so fest du kannst.

» An der höchsten Stelle bist du richtig fest gespannt, hältst einen Augenblick die Position und senkst dich langsam ab.

» Wiederhole dies einige Male mit echter Power-Po-Spannung bei jedem Pump.

! *Übungstipp: Diese Übung ist perfekt, wenn du den Po möglichst isoliert trainieren willst. Durch die nach außen gesunkenen Beine entfällt hier die Beinspannung.*

04 DYNAMIC BRIDGE

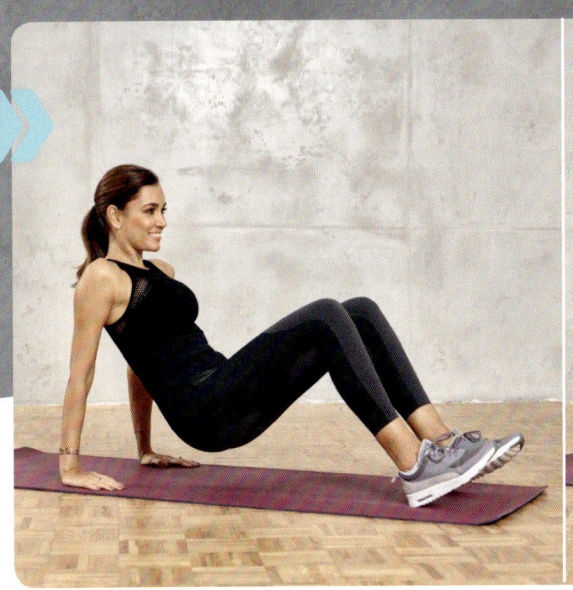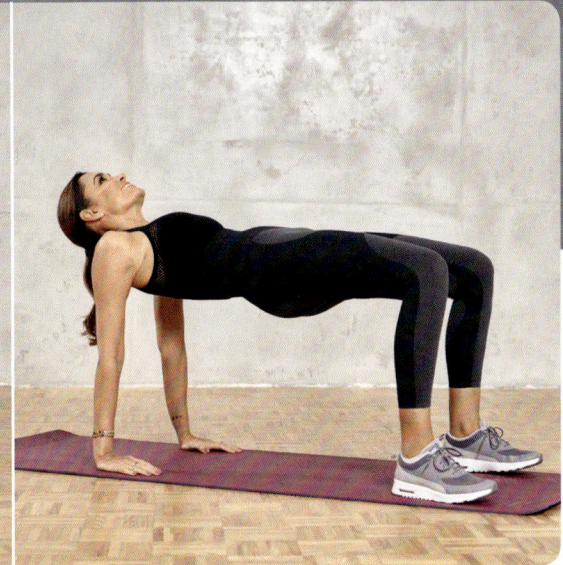

AUSGANGSPOSITION

Du sitzt auf dem Boden, die Hände schulterbreit hinter dem Po abgestützt, die Finger zeigen nach vorn; deine Füße hüftbreit aufgestellt.

AUSFÜHRUNG

» Hebe dein Becken so hoch wie, du kannst — vielleicht schaffst du es, dass dein Oberkörper und deine Oberschenkel eine gerade Linie parallel zum Boden bilden.

» Dein Rumpf ist angespannt und dein Blick zur Decke gerichtet.

» Halte die Position für einige Sekunden und senke dich langsam wieder ab — wiederhole dies einige Male.

! *Übungstipp: Für noch mehr Power kannst du nach dem Heben des Beckens auch noch abwechselnd ein Bein abheben und lang gestreckt einen Moment halten.*

05 SKATER JUMPS

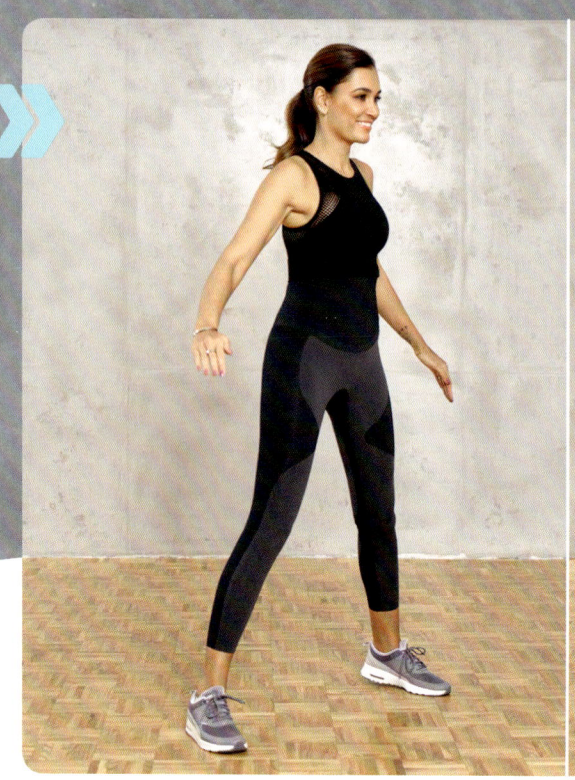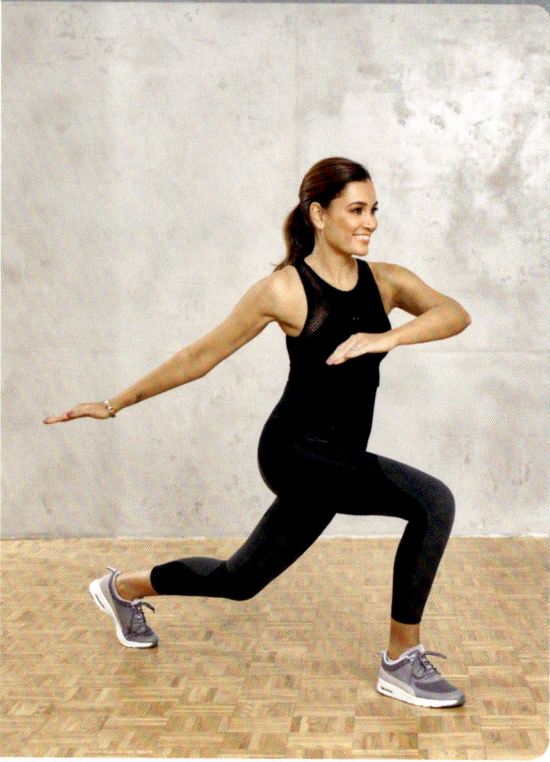

AUSGANGSPOSITION

Du stehst aufrecht, die Füße etwas breiter positioniert. Dann führe das linke Bein überkreuz hinter das rechte und setze den linken Fuß so weit hinten überkreuz auf, wie du kannst. (Du siehst auf dem Bild, dass ich mich da echt noch verbessern muss mit dem Beinkreuzen — denn es sieht bei mir noch eher aus wie ein Lunge) Übung macht den Meister!

AUSFÜHRUNG

» Nun springst du kraftvoll zur anderen Seite; dein Gewicht landet also auf dem linken Bein, das rechte Bein hat nun hinten das linke Bein gekreuzt.

» Du skatest dynamisch so weiter. Dabei ist dein Oberkörper gerne leicht vorgebeugt (ich bin noch eher aufrecht auf dem Bild), die Arme arbeiten schwungvoll gegengleich mit.

! *Die Übung ist neu für dich? Dann starte stufenweise!* **Stufe 1:** *Gehe das Muster zunächst in langsamen Schritten durch.* **Stufe 2:** *Skate in Sprüngen, aber noch mit Bodenkontakt des nach hinten kreuzenden Beines.* **Stufe 3:** *Das kreuzende Bein bleibt immer in der Schwebe.*

06 ABDUKTION

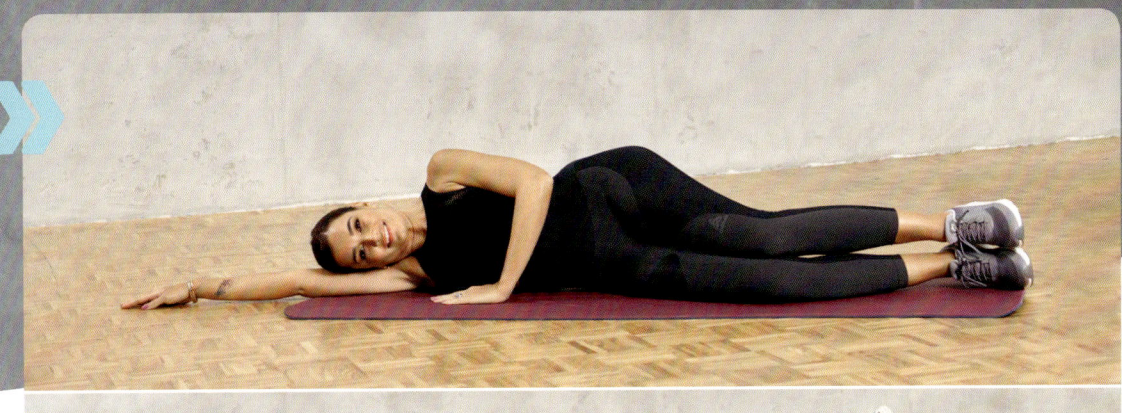

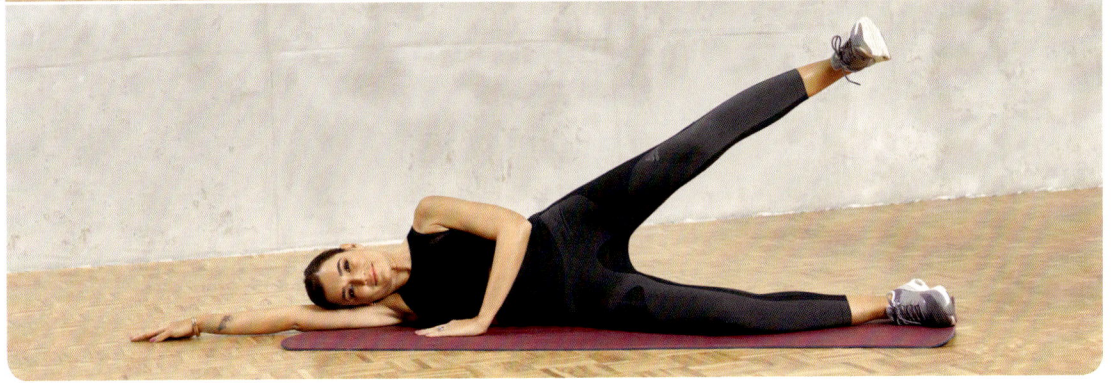

AUSGANGSPOSITION

In Seitlage ist dein unterer Arm entweder bequem unter dem Kopf, oder du stützt dich auf dem Unterarm ab (dann ist dein Oberkörper seitlich etwas aufgerichtet) — verschiedene Haltungen sind möglich. Das untere Bein kannst du zur Stabilität leicht anwinkeln. Das obere Bein ist gestreckt, die Fußspitzen angezogen.

AUSFÜHRUNG

» Führe das obere Bein langsam so weit wie möglich nach oben.

» Halte die Spannung im höchsten Punkt für einen Moment.

» Senke das Bein wieder kontrolliert nach unten, ohne es ganz abzulegen — wiederhole den Ablauf.

! *Übungstipp: Achte während der Übung darauf, dass dein Körper ganz fest ist, dein Bein gestreckt und die Fußspitze angezogen bleibt.*

07 FIRE HYDRANT KICKS

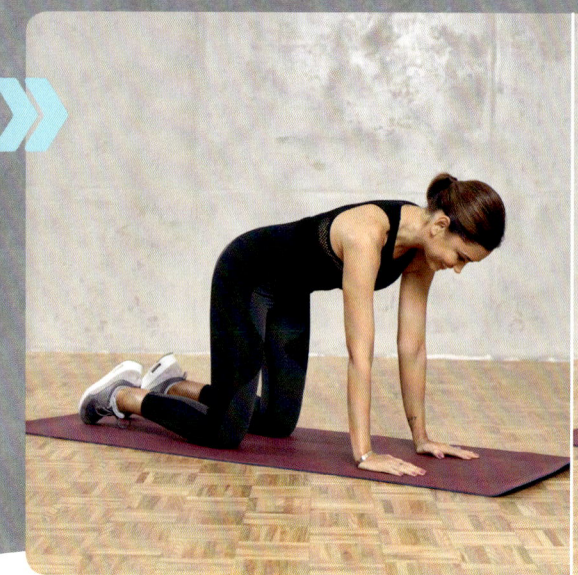
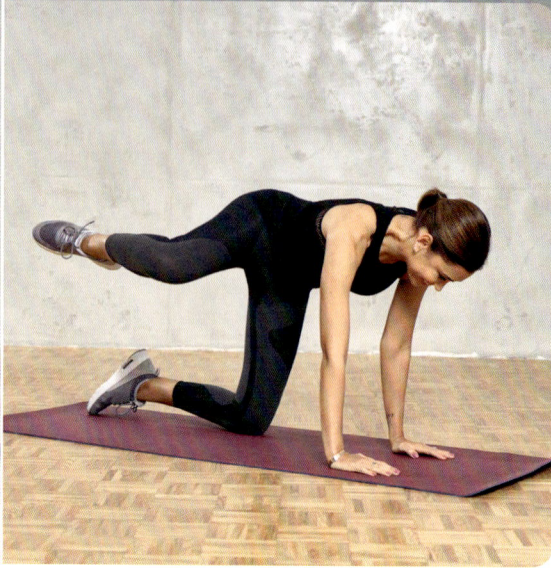

AUSGANGSPOSITION

Du bist im Vierfüßlerstand, Kopf, Nacken und Rücken bilden eine gerade Linie.

AUSFÜHRUNG

» Spanne zunächst den Bauch (Mitte schnüren), damit du fest im Rumpf bist. Dann führe ein angewinkeltes Bein seitlich hoch bis in die End-Hüftspannung.

» Halte die höchste Position einen Moment, dann geht es wieder abwärts und von dort in kontrollierten kraftvollen Bewegungen auf und ab.

» Dann ein Durchgang für die andere Seite.

! *Übungstipp: Halte während der Übung bewusst deinen Bauch fest geschnürt, damit du ganz stark und stabil bist bei der Ausführung.*

08 SPLIT JUMPS

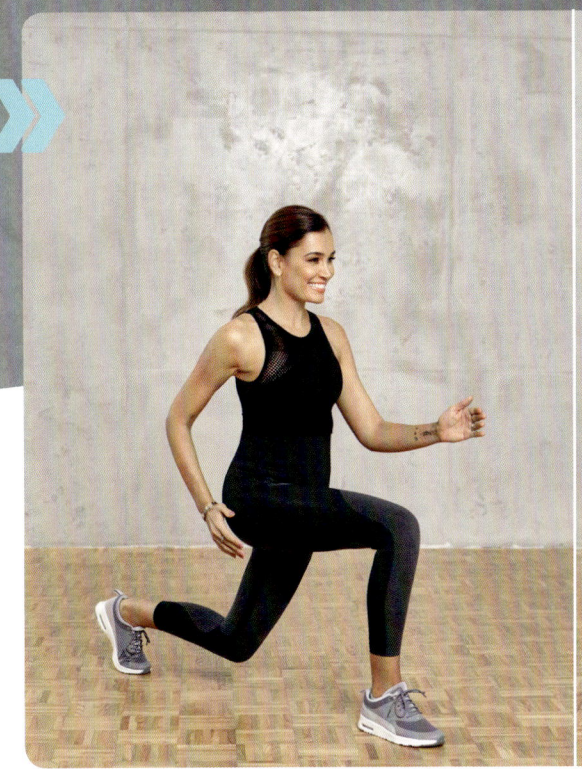 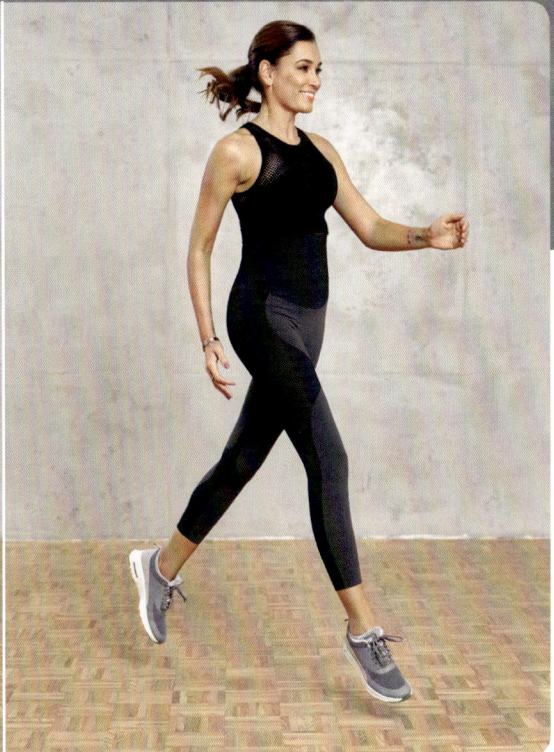

AUSGANGSPOSITION

Du stehst aufrecht, die Füße sind hüftbreit aufgestellt.

Mein Tipp

Die Übung ist neu für dich? Taste dich schrittweise heran: **Stufe 1:** *Erst mit Bodenkontakt Lunge auf und ab;* **Stufe 2:** *dann Springen und Landen im Lunge ohne Wechselsprung üben;* **Stufe 3:** *dann Split Jumps trainieren.*

AUSFÜHRUNG

» Nun springe dynamisch-weich in einen Lunge und bringe dabei das hintere Knie so tief Richtung Boden wie möglich. **Wichtig:** Achte darauf, dass die Sprünge geschmeidig federnd über die Fußballen erfolgen, hingegen beim Absenken des Körpers mit festem Bodenkontakt die Hauptlast auf den Fersen ist.

» Aus dem tiefen Lunge kommst du also kraftvoll und zügig aus Fersenschub wieder hoch, rollst dabei dann unmittelbar über die Ballen und drückst dich ab in den nächsten Sprung. In der Luft geschieht der schnelle Wechselschritt, in welchem du dann wieder landest.

» Während der ausdauernden Split Jumps schwingen deine Arme locker gegengleich mit; dein Oberkörper bleibt fest und aufrecht.

Definierte und wohlgeformte Schultern und Arme sind deine Belohnung, wenn du mit viel Power die hier vorgestellten Übungen trainierst. Klar, auch dein Rücken gewinnt an Aufrichtung, Kraft und Form. Bei einigen dieser Übungen kannst du dir Zusatzgewicht mit an Bord nehmen. Da brauchst du kein professionelles Trainingsequipment — Wasserflaschen tun ihren Zweck ebenso. Die Übungen im Stütz trainieren wieder wunderbar den ganzen Rumpf mit. Kein Wunder also, dass das Bodyweight-Training so effizient ablaufen kann. Es ist einfach eine superintelligente Variante, wenn man nicht so viel Zeit hat.

WORKOUT

Arme, Schulter, Rücken

» «

01 PUSH-UP

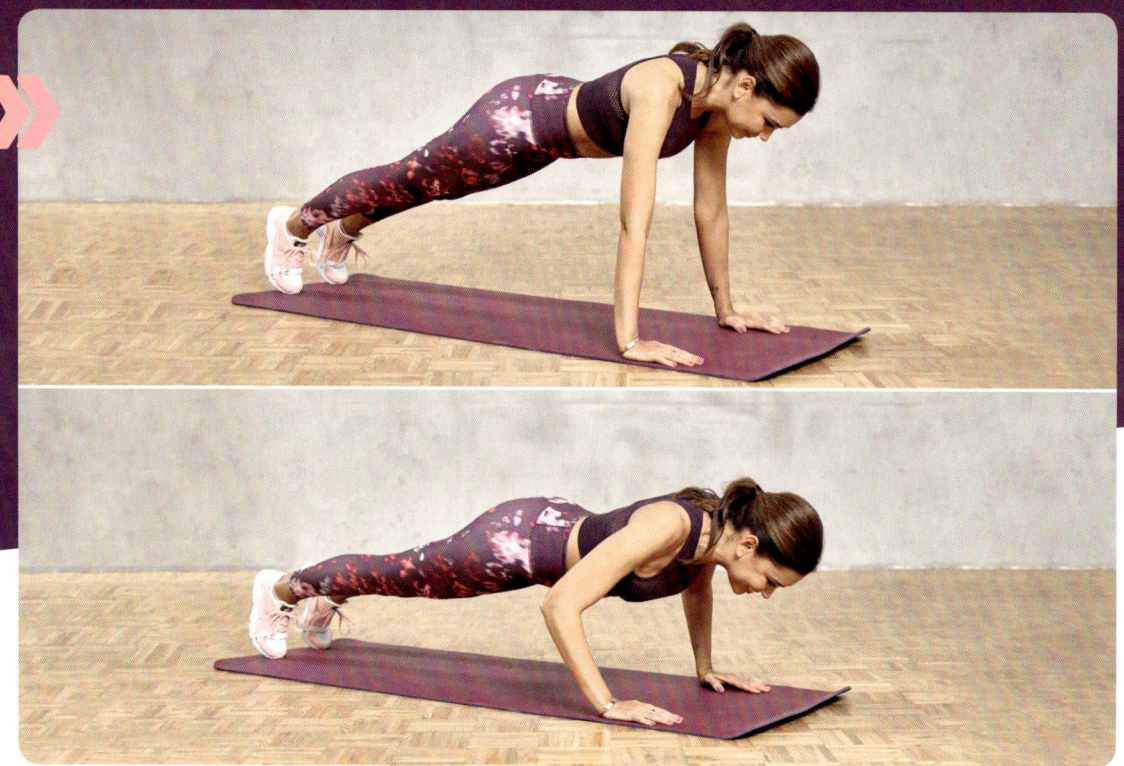

AUSGANGSPOSITION

Du bist in der High Plank (Liegestützposition). Dein Körper bildet eine gerade, starke Linie.

Mein Tipp

Es gibt beim Push-up noch weitere Varianten, wie du die Hände und Füße aufstellen und einsetzen kannst. Wenn du richtig fit und stark geworden bist, mach dich schlau und probiere ganz neue Dinge aus. Fordere dich heraus – das macht Spaß!

AUSFÜHRUNG

» Senke konzentriert den Körper aus deiner Armkraft ab. Führe die Ellenbogen beim Beugen der Arme eng am Körper, die Hände genau unter der Schulter.

» Dein Kopf ist mit Blick Richtung Boden in Verlängerung der Wirbelsäule.

» Beuge und strecke immer über den gesamten Bewegungsspielraum, halte die Körperspannung immer, ohne dich auf den Boden abzulegen.

! *Übungstipp: Als Einsteiger starte ruhig mit den Knien am Boden. Im Laufe der Zeit wirst du dich steigern!*

02 ARMKREISEN

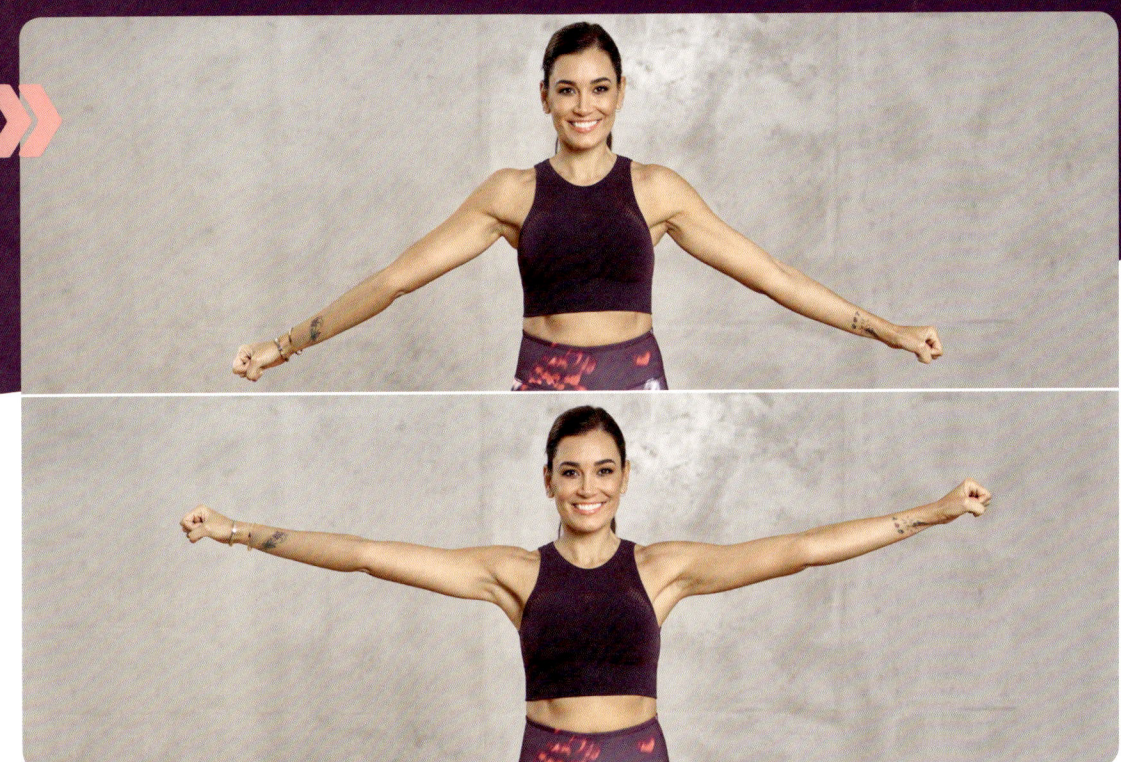

AUSGANGSPOSITION

Du stehst aufrecht, die Füße hüftbreit aufgestellt. Die Fußspitzen zeigen leicht nach außen.

AUSFÜHRUNG

» Die Arme sind lang zur Seite ausgestreckt.

» Spanne den Po und den Bauch an.

» Nun beginne mit kraftvoll gespannten langen Armen ganz kleine Kreise zu beschreiben. Die Bewegung kommt aus deinen Schultern, die Arme selbst sind ganz lang und fest.

» Nach einer Weile drehst du in die andere Richtung.

! *Übungstipp: Du kannst deine Hände lang geöffnet oder zur Faust geschlossen halten. Es ist auch möglich, in die Übung ein kraftvolles Öffnen und Schließen der Fäuste zu integrieren.*

03 PIKE PUSH-UP

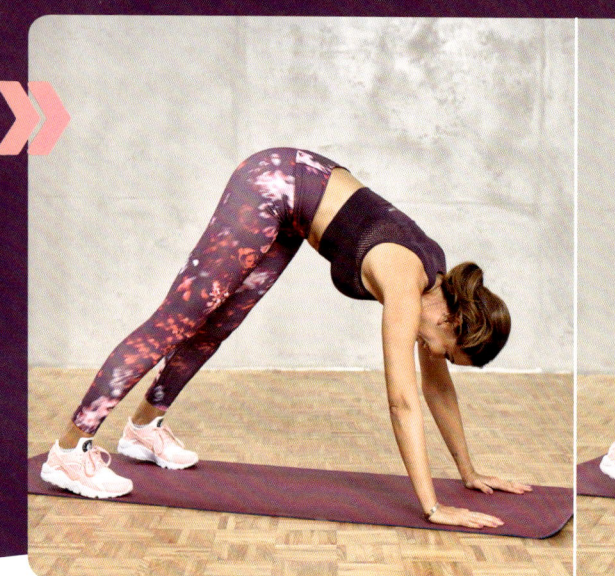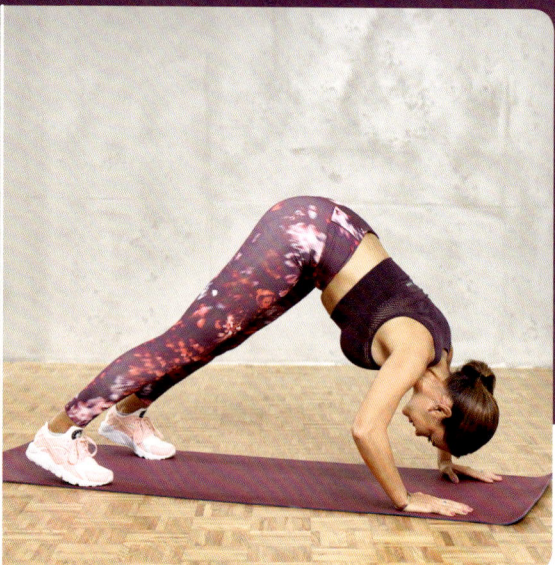

AUSGANGSPOSITION

Füße und Hände sind schulterbreit auseinander, der Po hoch oben in der Luft, Kopf und Rumpf bilden eine Linie. Arme gestreckt. Beine auch so gestreckt wie möglich.

AUSFÜHRUNG

» Nun beugst du wie im normalen Push-up die Arme.

» Du senkst dich so weit ab, bis deine Stirn in Position zwischen den Händen kurz über dem Boden ist.

» Drücke dich aus Armkraft wieder hoch. Führe beim Auf und Ab den Kopf immer zwischen den Armen.

! *Übungstipp: Je gestreckter deine Beine sind und je höher dadurch dein Po ist, desto mehr Gewicht lastet auf deinen Armen. Fortgeschrittene stellen daher bisweilen die Füße erhöht auf. Die absoluten Profis arbeiten im Handstand! Das musst du nicht können, aber es ist ja superinteressant, so was zu wissen.*

04 BREAKDANCER KICK

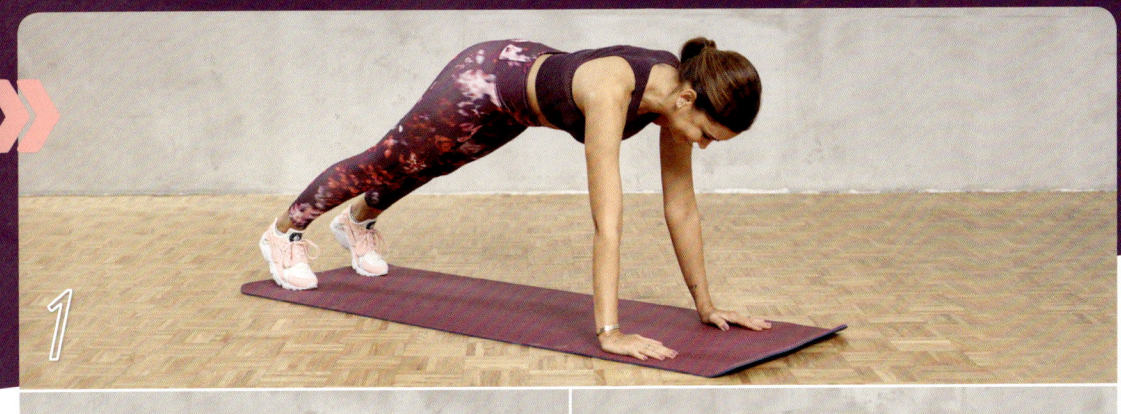

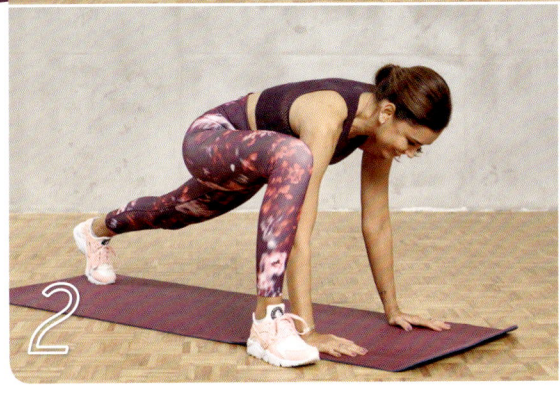

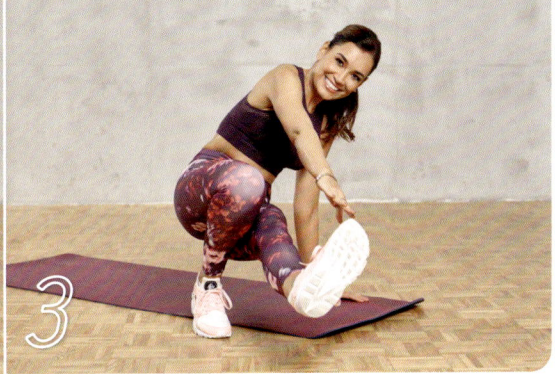

AUSGANGSPOSITION

Du bist im hohen Stütz (Liegestützposition).

AUSFÜHRUNG

» Du bringst mit Schwung deinen rechten Fuß außen neben deine rechte Hand.

» Dann holst du ebenfalls mit Schwung und Dynamik dein linkes Bein nach vorne, bis es gestreckt in die Richtung deines rechten Beins zeigt. Dein Po schwebt dabei über dem Boden in der Luft.

» Deine rechte Hand löst du vom Boden und streckst den Arm nach vorn Richtung Fuß des gestreckten linken Beins.

» Dann nacheinander die Beine wieder zurück in den hohen Stütz und dieselbe Übung zur anderen Seite.

05 REVERSE FLYS

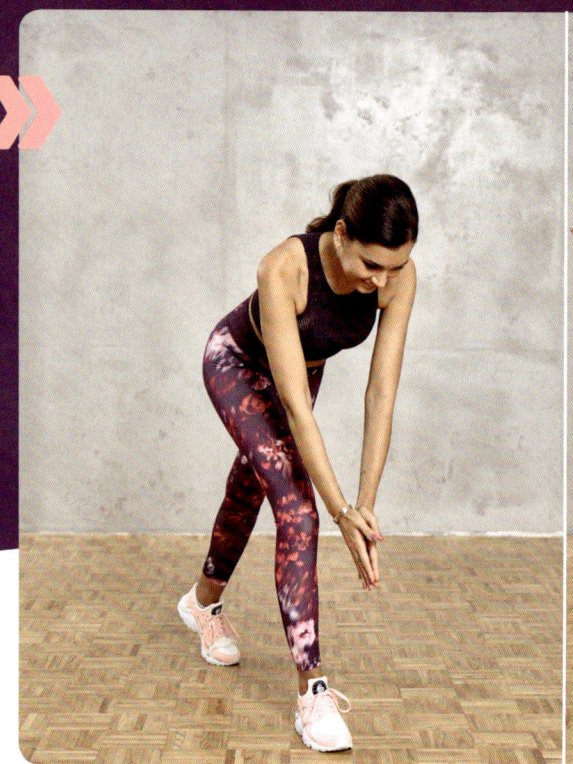
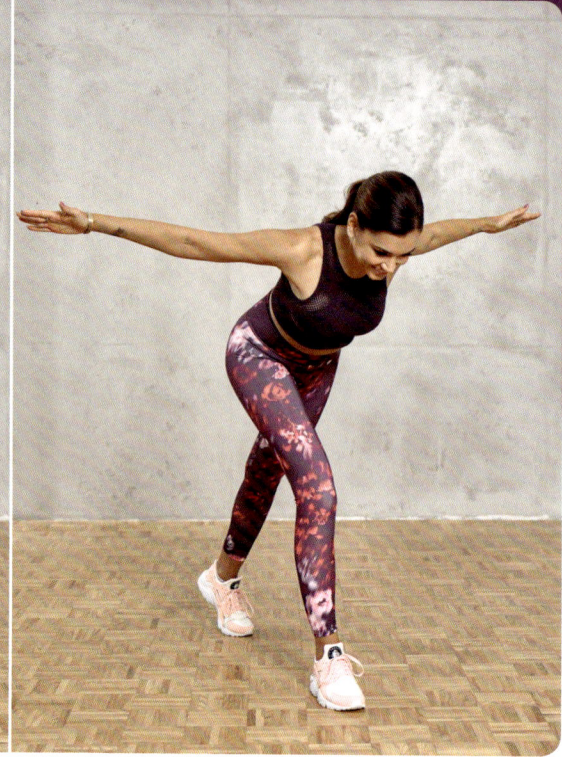

AUSGANGSPOSITION

Du bist in einer großen Schrittstellung, beugst deinen Oberkörper gerade vor, dein Blick ist nach vorne unten gerichtet, deine Arme auf Brusthöhe lang nach vorn gestreckt, Handflächen berühren sich.

Mein Tipp

Wenn du den Bewegungsablauf schon gut beherrschst, erschwere die Übung durch Gewichte (z. B. zwei Wasserflaschen) in den Händen.

AUSFÜHRUNG

» Nun öffnest du deine gestreckten Arme so weit, wie du kannst.

» Du spürst an der Endposition auch, wie sich die Schulterblätter einander annähern und in diesem Bereich des Rückens eine starke Spannung entsteht, die bis in den Nacken zieht.

» Halte die Spannung einen Augenblick, führe dann die Arme wieder zurück und mache danach weitere Wiederholungen.

06 SUPERMAN

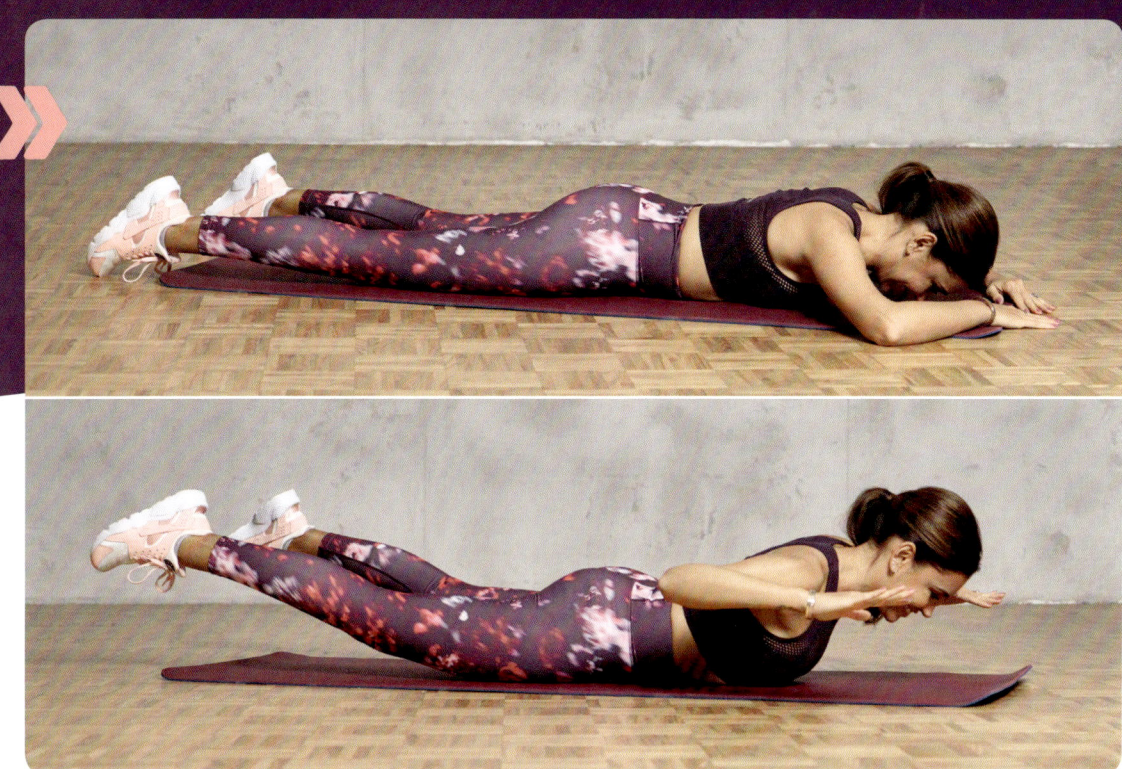

AUSGANGSPOSITION

Du liegst lang in Bauchlage.

Mein Tipp

*Es gibt auch noch den **Superman Banana!** Dabei drehst du deinen aufgespannten Körper allein aus kontrollierter Kraft (nicht mit Schwung!) auf den Rücken und wieder zurück, ohne dass Arme und Beine den Boden berühren — wunderbar geeignet als kleine Challenge für Mamas & Kids!*

AUSFÜHRUNG

» Du machst dich mit voller Kraft fest wie ein Brett und hebst in dieser Körperspannung die langen Beine und den Oberkörper mit seitlich angewinkelten Armen ein kleines Stück vom Boden. Dein Blick geht die ganze Zeit Richtung Boden.

» Dann spanne deinen Körper komplett und so hoch nach oben auf, wie du kannst.

» Halte die höchste Spannung einen Augenblick und führe dann kontrolliert den ganzen Körper wieder Richtung Boden, ohne dich komplett abzulegen, und spanne dich dann erneut auf.

07 HIGH PLANK & AUFDREHEN

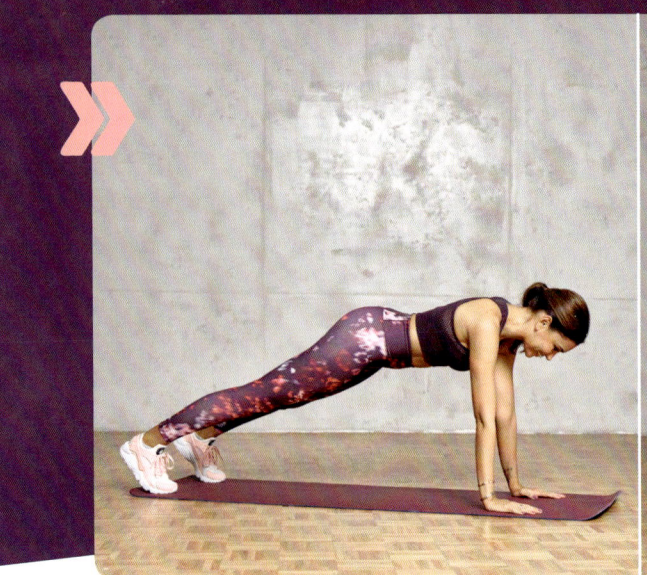
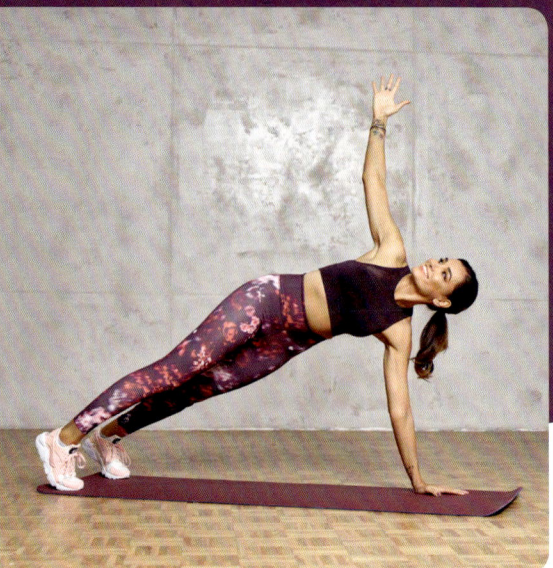

AUSGANGSPOSITION

Du bist im hohen Stütz (Liegestützposition).

AUSFÜHRUNG

» Nun hebst du einen Arm seitlich so hoch nach oben wie möglich. Dabei drehst du die Hüfte zur Seite auf und folgst mit dem Blick deiner Hand nach oben.

» Dein Gewicht wird von den Füßen und einem Arm getragen. Du bist in dieser aufgedrehten Position lang und fest wie ein Brett. Halte die Aufdrehung einen Augenblick, komm dann langsam zurück und wechsle anschließend die Seite.

! *Übungstipp: Wenn das Aufdrehen im hohen Stütz schwer ist, gehe stufenweise vor:* **Stufe 1:** *aus der Vierfüßlerposition aufdrehen,* **Stufe 2:** *aus der High Plank mit aufgestellten Knien aufdrehen,* **Stufe 3:** *aus der High Plank aufdrehen.*

08 RUDERN VORGEBEUGT

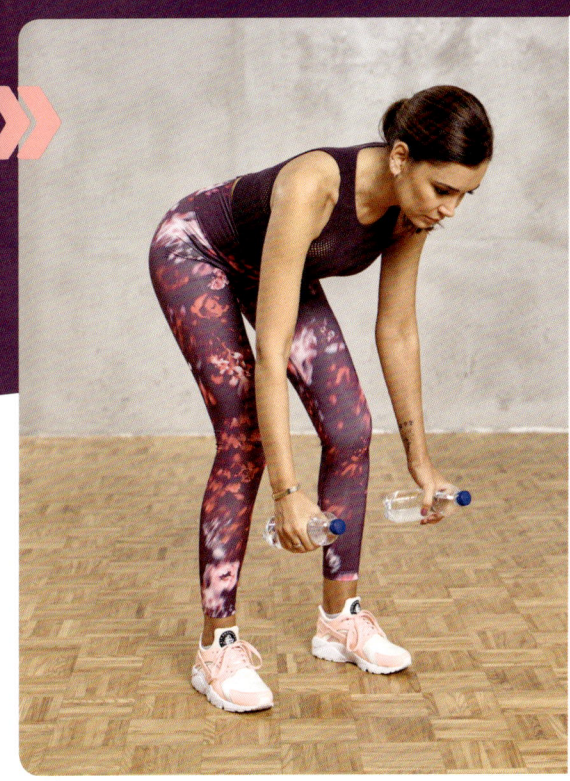
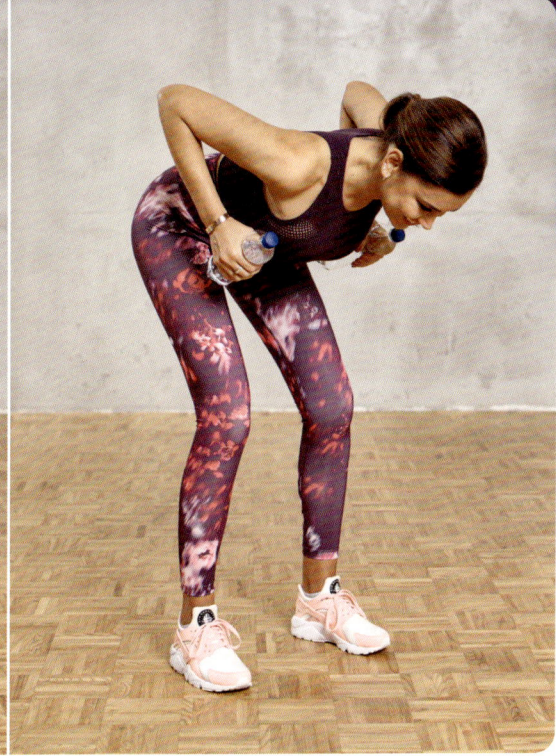

AUSGANGSPOSITION

Du stehst mit leicht gebeugten Knien in hüft- bis schulterbreiter Fußposition sowie mit geradem Rücken vorgebeugt, dein Blick nach vorne unten. Für einen geraden Rücken öffne bewusst die Schultern nach hinten, schiebe die Brust nach vorn und den Po nach hinten.

In deinen Händen hast du als Gewicht z. B. 0,5- oder 1-Liter-Wasserflaschen.

AUSFÜHRUNG

» Zunächst sind deine Arme lang nach unten ausgerichtet.

» Dann ziehst du die Wasserflaschen bei enger Armführung seitlich an den Körper heran. An der höchsten Position ziehst du noch bewusst deine Schulterblätter nach hinten unten zusammen.

» Anschließend Arme kontrolliert zurück in die Ausgangsposition führen, um dann erneute Züge zu machen.

Der ganze Kreis schließt sich nur vollständig wirksam, wenn du deinem Körper erlaubst, wieder ganz runterzukommen vom High-Intensity-Modus. Wenn du mit deinem Auto am Ziel ankommst, würgst du ja auch nicht einfach den Motor während der letzten Meter ab, sondern verlangsamst, bremst, parkst in Ruhe ein, hältst dann an und schaltest den Motor aus. Beim Workout sollte es auch sorgfältig zugehen. Bewege dich noch mal so richtig geschmeidig durch in fließenden Übungen, zieh dich angenehm auseinander und in diverse Stretch-Positionen und lass dann zum Schluss ganz los und entspanne dich. Wenn du so richtig alles gegeben hast, ist es ein besonders schönes Gefühl, am Ende ganz loszulassen — das Cool-down nicht auslassen, sondern im Cool-down loslassen! Es wird dir gut tun und ist wichtig.

WORKOUT Cool-Down

01 OPEN BOOK

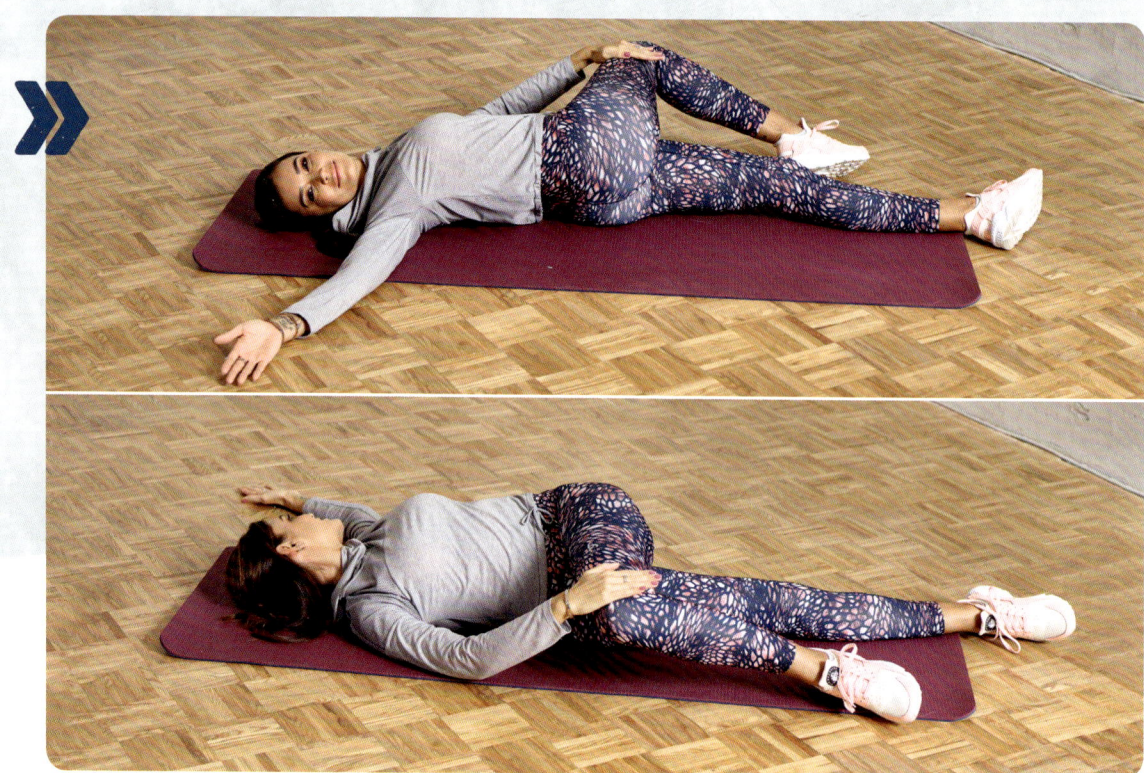

AUSGANGSPOSITION

Du bist in Rückenlage.

AUSFÜHRUNG

» Ziehe das rechte Knie zur Brust, das linke bleibt Bein gestreckt liegen. Führe das angezogene rechte Knie zur linken Seite Richtung Boden und lege es ab. Lass das Knie nun in dieser Position, lege die Arme seitlich ausgestreckt ab, die Handflächen nach oben gerichtet.

» Jetzt drehst du noch den Kopf zur rechten Seite. (Vielleicht löst sich dann das abgelegte Knie wieder ein bisschen vom Boden?)

» Nimm dich in dieser verdrehten Position bewusst wahr, mach dich locker und lasse deine Gliedmaßen schwer in den Boden sinken: Knie und Schultern streben möglichst nah zum Boden.

» Verweile für acht bewusste Atemzüge so und lasse los. Löse die Position und wechsle die Seite.

02 KATZE-KUH

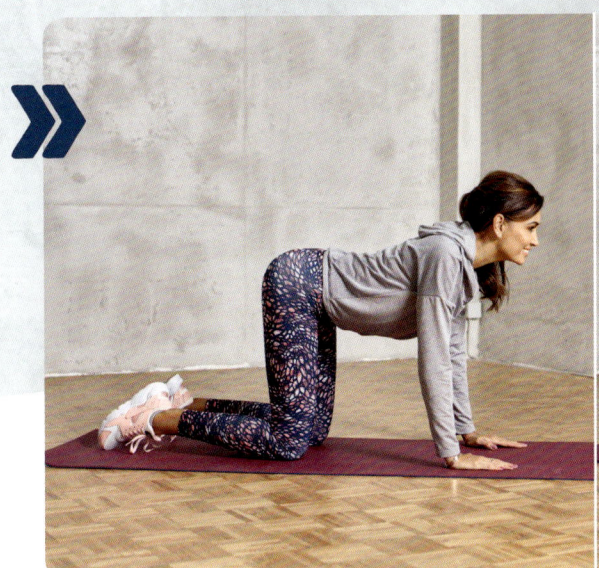
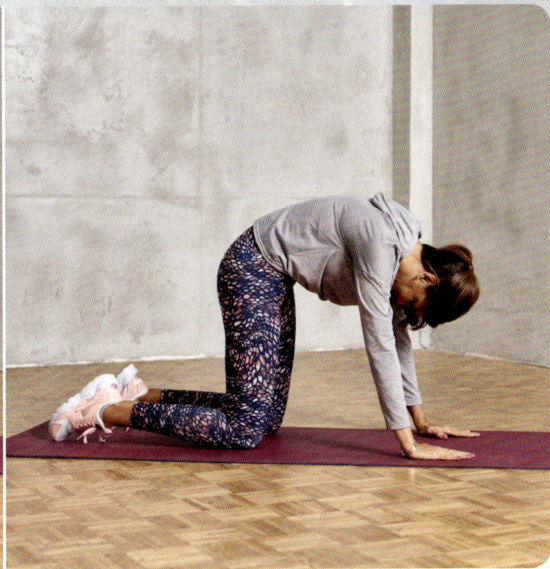

AUSGANGSPOSITION

Du bist im Vierfüßlerstand.

Mein Tipp

*Spannend finde ich für mehr Bewusst-
sein und Körpergefühl, die Rollbewe-
gung mal nur mit dem Lendenwirbelbe-
reich zu machen und den Oberkörper
starr zu halten. Stell dir dabei einfach
vor, du wechselst zwischen Enten-Po
und Hund, der den Schwanz einzieht.
Schaffst du das?*

AUSFÜHRUNG

» Atme ein und lass deinen Bauchnabel Richtung Boden sinken.
Schiebe dabei dein Brustbein nach vorne. Deine Schultern glei-
ten hinten zusammen, du „hängst durch". Deinen Blick richtest
du nach vorne oben (Kuh).

» Atme aus, ziehe deinen Bauchnabel sanft in Richtung Wirbelsäule, ziehe deine Schulterblätter auseinander und mache
deinen Rücken rund (Katze).

» Wiederhole beide Figuren im Wechsel für fünf Atemzüge.

03 HAMSTRING STRETCH

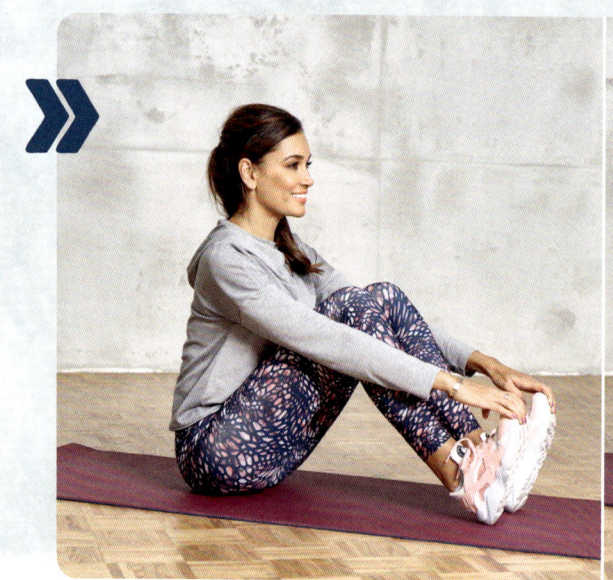
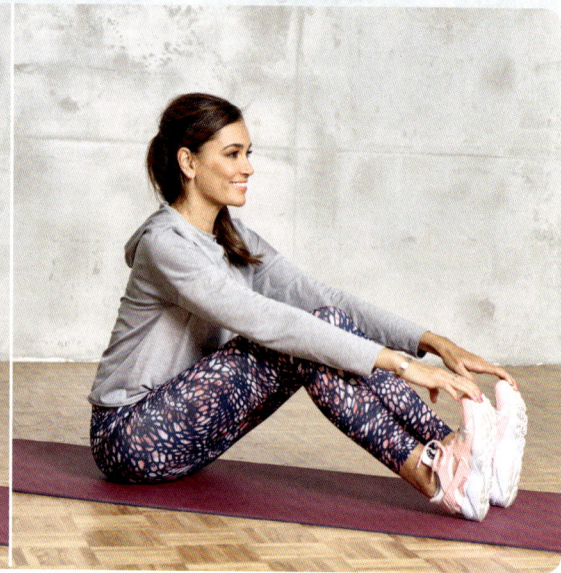

AUSGANGSPOSITION

Du sitzt auf dem Boden, Oberkörper aufrecht, Beine angewinkelt

AUSFÜHRUNG

» Deine Fersen sind am Boden, deine Hände fassen die Zehenspitzen.

» Nun schiebst du langsam deine angewinkelten Beine immer mehr in die Streckung nach vorne.

» Achte dabei darauf, dass, während deine Hände an den Füßen bleiben, auch dein Rücken gerade bleibt.

! *Übungstipp: Führe die Dehnung nur so lange aus, wie der Zug in deinen Beinrückseiten angenehm ist. Solltest du mit geradem Rücken nicht an deine Zehenspitzen gelangen, variiere die Übung: Strecke die Beine und ziehe dich an den langen Beinen nach vorne in die Dehnung. Ein runder Rücken ist in Ordnung.*

04 CHAIR STRETCH

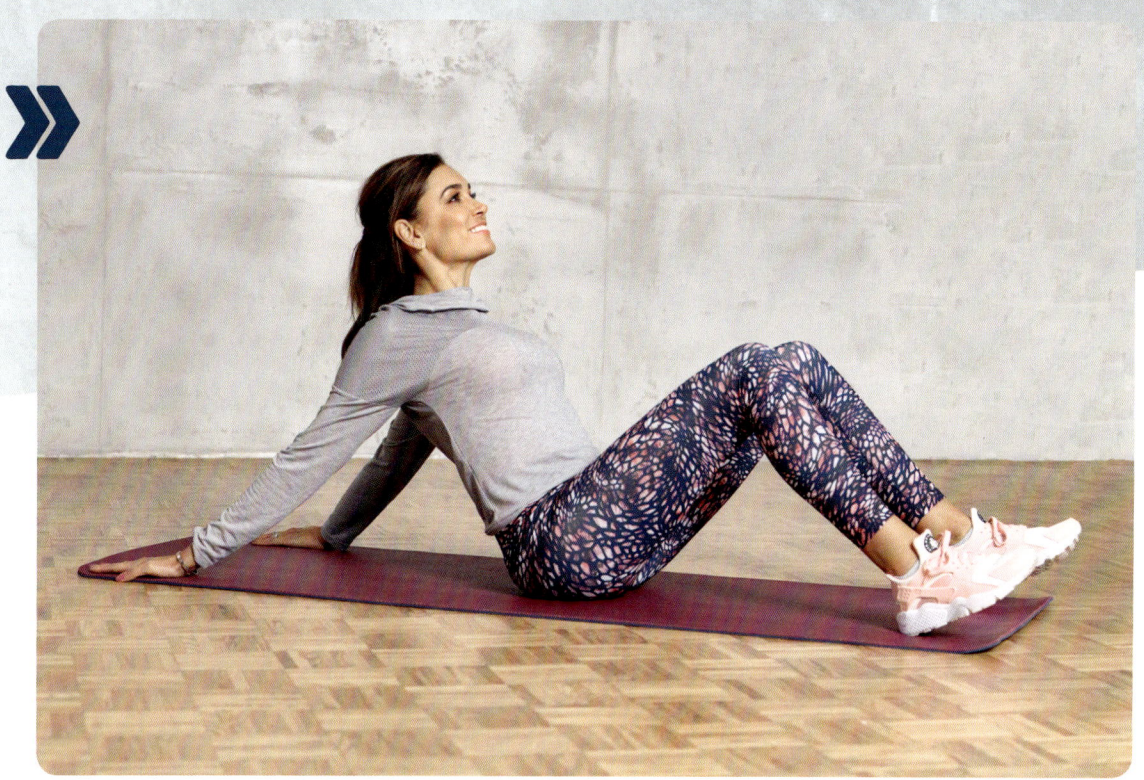

AUSGANGSPOSITION

Du sitzt auf dem Boden, mit aufgestellten Beinen.

AUSFÜHRUNG

» Stütze dich nach hinten mit beiden Händen ab, deine Beine sind gebeugt aufgestellt.

» Strecke deinen Nacken, öffne langsam und bewusst deinen Brustkorb, indem du tief einatmest und deine Brust dabei weiter nach oben durchstreckst. Dabei spürst du auch eine leichte Dehnung in deinen Armen und im vorderen Schulterbereich.

» Halte diese Position für fünf Atemzüge.

» Dann senke bei einem bewussten Ausatmen den Brustkorb.

» Wiederhole die Übung einige Male.

05 SHAVASANA

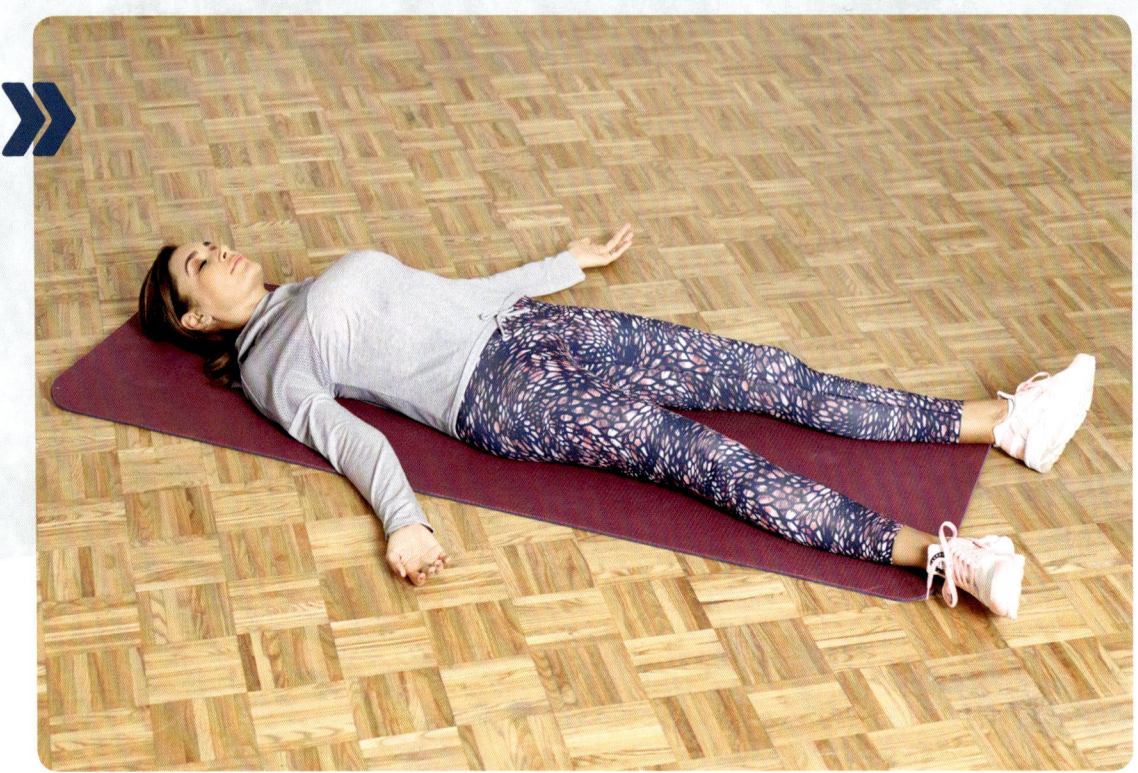

AUSGANGSPOSITION

Du liegst entspannt in Rückenlage.

AUSFÜHRUNG

» Lege deine Beine hüftbreit und lasse Füße und Oberschenkel ganz natürlich nach außen fallen. Deine Arme sollten etwa 45 Grad vom Oberkörper abgewinkelt liegen, die Handflächen zeigen nach oben.

» Atme langsam und tief ein. Lasse mit jedem Ausatmen deinen Körper tiefer in den Boden sinken.

» Bleibe ungefähr 5 Minuten so liegen und lasse deine Gedanken fließen.

» Bevor du die Position verlässt, ziehst du deine abgehobenen, angewinkelten Beine zur Brust, umschließt sie mit den Armen und rollst so mehrmals von rechts nach links, bevor du dich erhebst.

Mein Tipp

Wenn du etwas mehr Zeit hast, bleibe etwas länger in der Shavasana liegen und höre dir eine entspannende meditative Musik an.

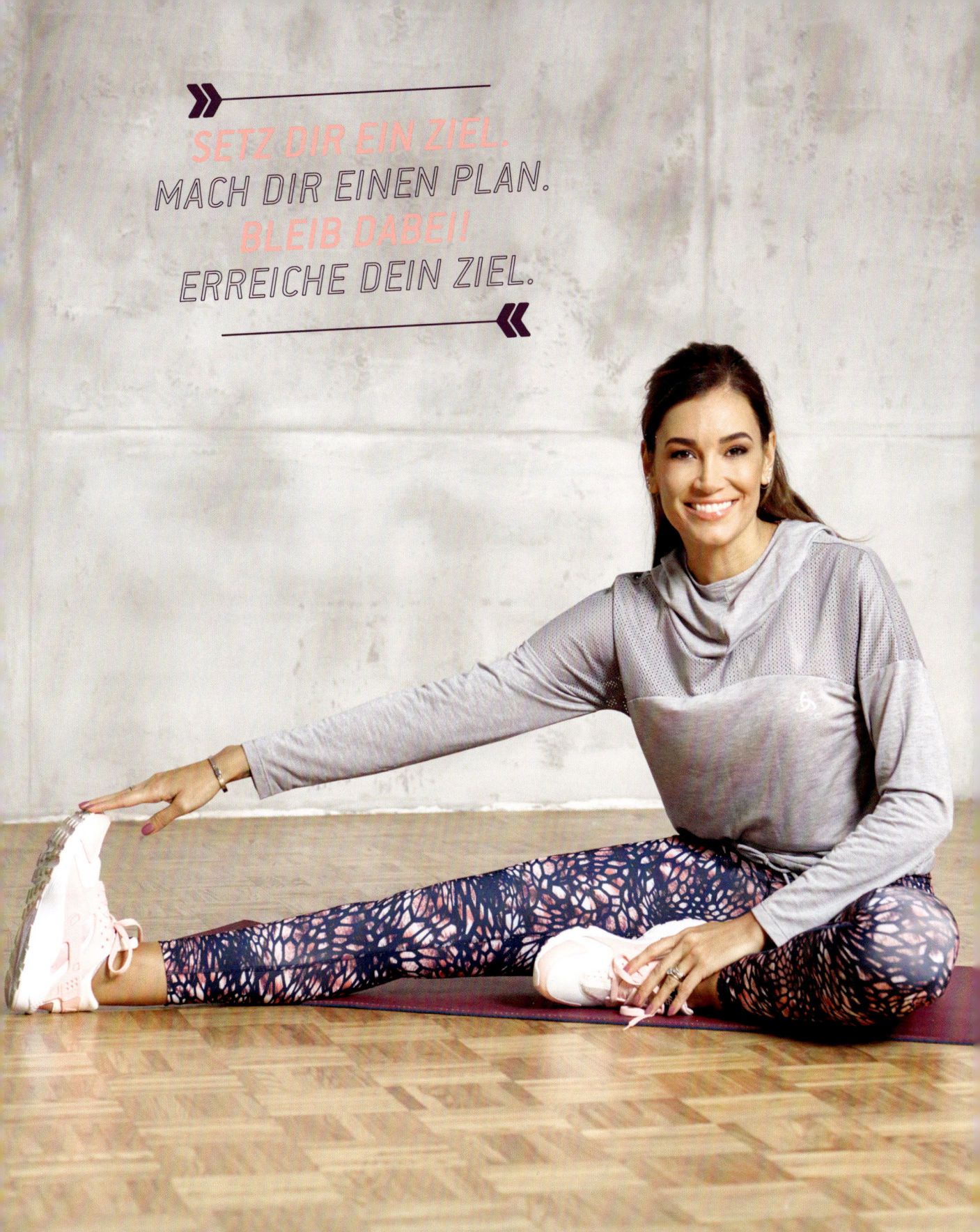

SETZ DIR EIN ZIEL.
MACH DIR EINEN PLAN.
BLEIB DABEI!
ERREICHE DEIN ZIEL.

Nun hast du eine Power-Palette ausgewählter Übungen kennengelernt, mit denen ich mein eigenes Last-Minute-Workout bereits mit viel Spaß und vor allem auch mit Erfolg durchsportelt habe. Mit meinem Trainer habe ich aus diesen Übungen drei verschiedene Hot-Body-Trainingspläne zusammengestellt, damit dein Einstieg ins Training mit optimaler Unterstützung starten kann. Je weniger Wochen Zeit du hast, desto herausfordernder ist natürlich dein Programm. Nun schau genau, wo du stehst und wohin du willst – und dann leg los mit dem von dir gewählten Programm! Bevor die einzelnen Programme vorgestellt werden, findest du noch ein paar allgemeine Infos dazu, wie dein Training aufgebaut ist und wie du die Übungen trainierst.

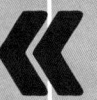

WORKOUT

»Trainings-pläne«

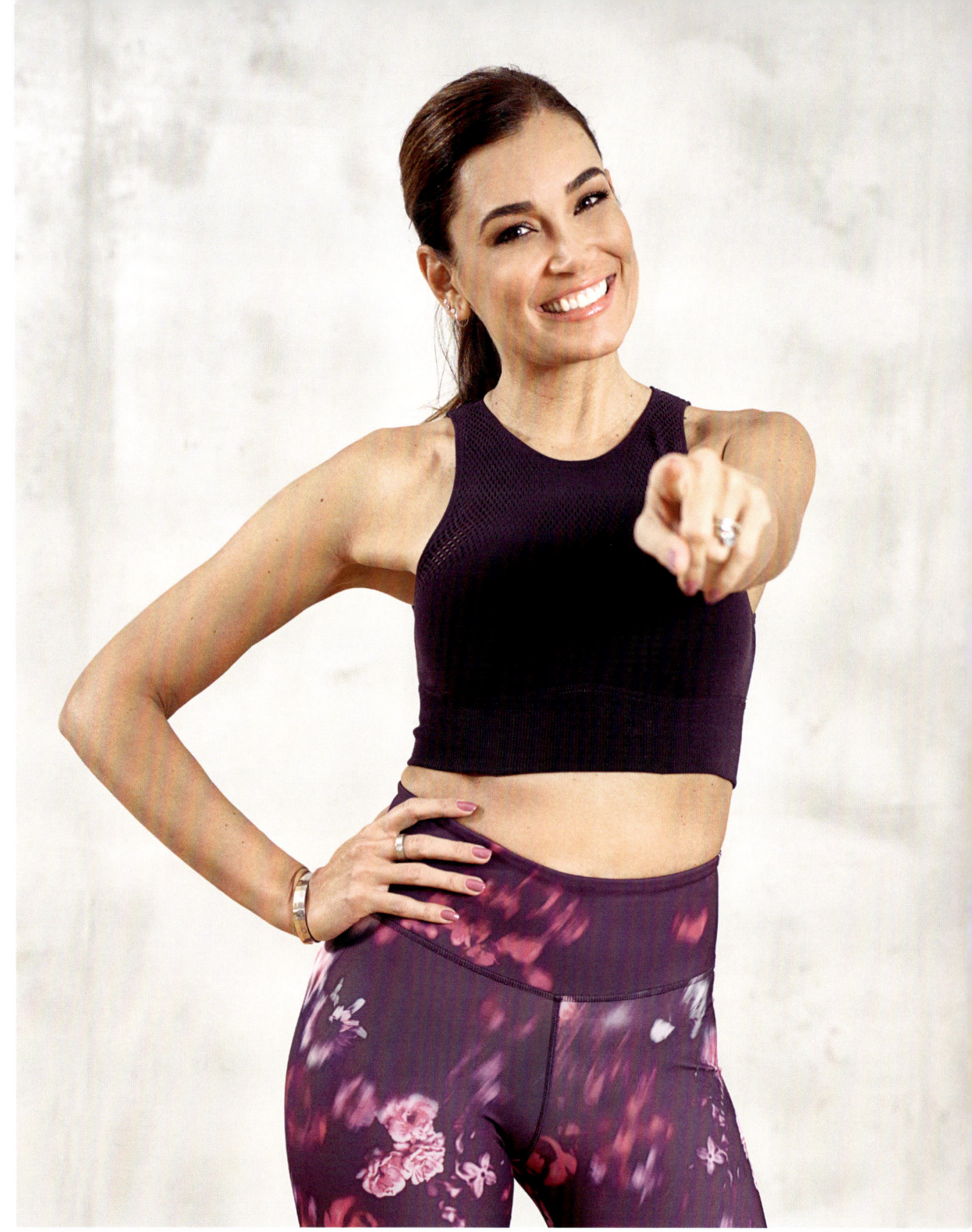

MEINE HOT-BODY-TRAININGSPLÄNE

Hast du die vorgestellten Übungen nun zumindest einmal ausprobiert? Dann kannst du eigentlich sofort loslegen und in eines der drei Trainingsprogramme (8, 6 oder 4 Wochen) direkt einsteigen. Diese Wochenpläne sind sinnvoll aus den Trainingsplänen A (leicht), B (mittel) und C (schwer) kombiniert, die sich jeweils in ihrem Schwierigkeitsgrad und ihrer Übungszusammenstellung unterscheiden. Dadurch bleibt das Training immer sehr abwechslungsreich, und es werden alle Körperpartien gleichermaßen trainiert. Welches Programm passt am besten zu deinem Zeitplan und deinen Zielen? Drei Varianten stelle ich dir vor:

DIE TRAININGSPLAN-VARIANTEN

8-WOCHEN HOT BODY
Woche 1 & 2: 2 x Trainingsplan A
Woche 3 & 4: 2 x Trainingsplan A + 1 x Trainingsplan B
Woche 5 & 6: 2 x Trainingsplan A + 1 x Trainingsplan B + 1 x Trainingsplan C
Woche 7 & 8: 1 x Trainingsplan A + 2 x Trainingsplan B + 2 x Trainingsplan C

6-WOCHEN HOT BODY
Woche 1 & 2: 2 x Trainingsplan A + 1 x Trainingsplan B
Woche 3 & 4: 2 x Trainingsplan A + 1 x Trainingsplan B + 1 x Trainingsplan C
Woche 5 & 6: 1 x Trainingsplan A + 2 x Trainingsplan B + 2 x Trainingsplan C

4-WOCHEN HOT BODY
Woche 1 & 2: 2 x Trainingsplan A + 2 x Traningsplan B + 1 x Trainingsplan C
Woche 3 & 4: 1 x Trainingsplan A + 2 x Trainingsplan B + 3 x Trainingsplan C

DER TRAININGSABLAUF

- Warm-up, Mobility, Übungsprogramm, Cool-down

- Ein bis zwei Durchgänge je nach Zeit und Verfassung

- Pro Übung 1 Minute Belastung/20 Sekunden Pause

- Schnelle und intensive Durchführung der Übungen! Die hohe Intensität ist maßgeblich für den Erfolg!

Aber bedenke bitte: Wenn du gerade erst in den Sport einsteigst, taste dich langsam und sorgfältig an das Workout heran. Alle Menschen sind verschieden und brauchen unterschiedlich viel Zeit, bis sie volle Kraft voraus ans Eingemachte gehen können. Vertraue hier deinem Körpergefühl. Und wenn du so weit bist, dann gibt es natürlich keine Excuses mehr!

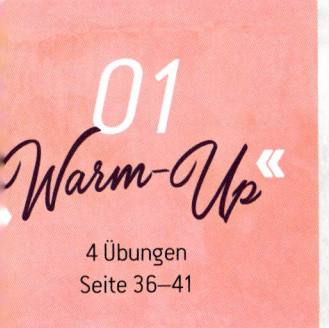

01
Warm-Up »
4 Übungen
Seite 36—41

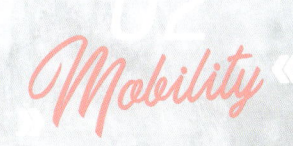

02
Mobility »
4 Übungen
Seite 42—47

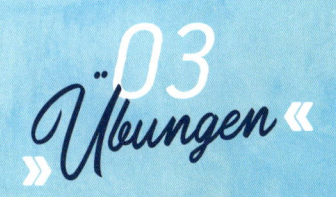

03
Übungen »
Zwischen 9 und 11 Übungen
siehe Trainigsplan

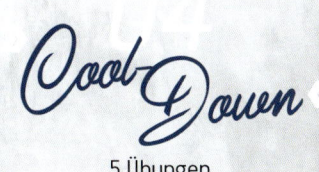

04
Cool-Down »
5 Übungen
Seite 88—94

LEICHTES TRAINING MIT 9 ÜBUNGEN
TRAININGSPLAN A

DENK AN MINDESTENS 5 MINUTEN WARM-UP & MOBILITY (S. 36–47), BEVOR DU STARTEST! HAST DU NUR WENIG ZEIT, SUCH DIR 5 ÜBUNGEN AUS!

Danach startet dein Hot-Body-Workout:

» Jede Übung 60 Sekunden
» So intensiv und schnell du schaffst
» 20 Sekunden Pause
» Dann zur nächsten Übung

Denk daran: Bei den Übungen 03, 04, & 08 trainierst du beide Seiten für 60 Sekunden.

01 SQUAT JUMPS

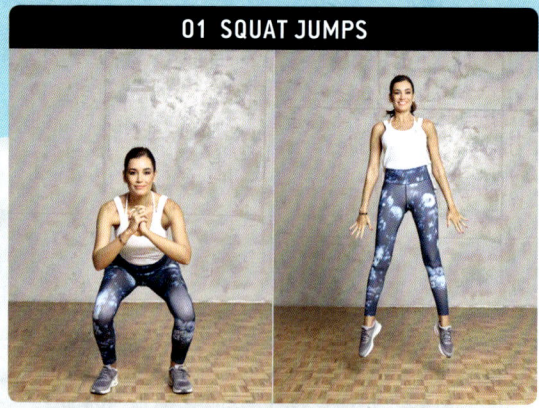

02 KNEE LIFT LUNGES

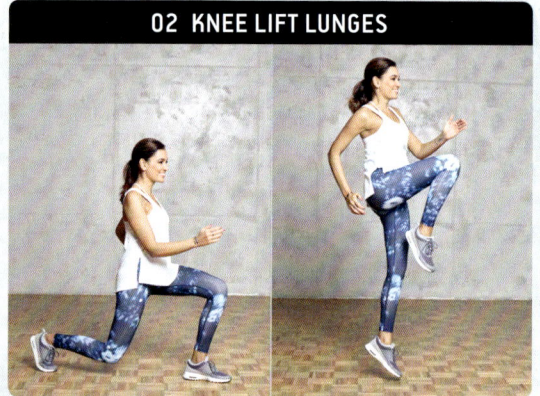

03 HIP BRIDGE

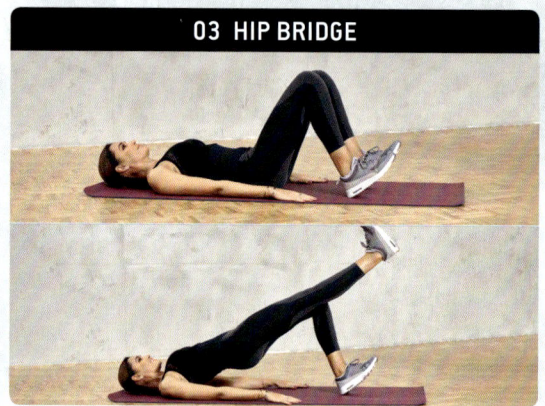

04 ABDUKTION

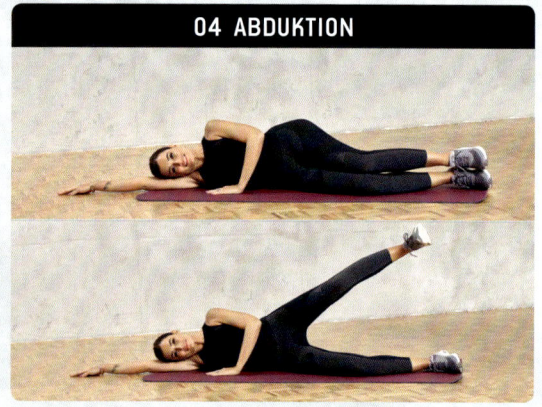

05 REVERSE FLYS

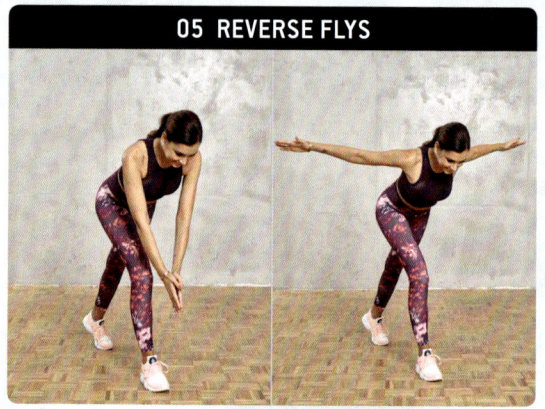

06 PUSH-UPS

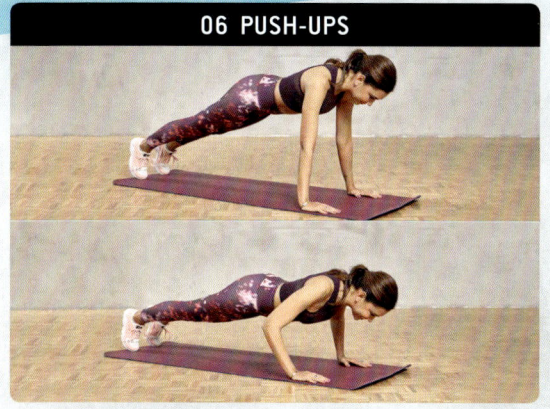

07 DYNAMIC PLANK

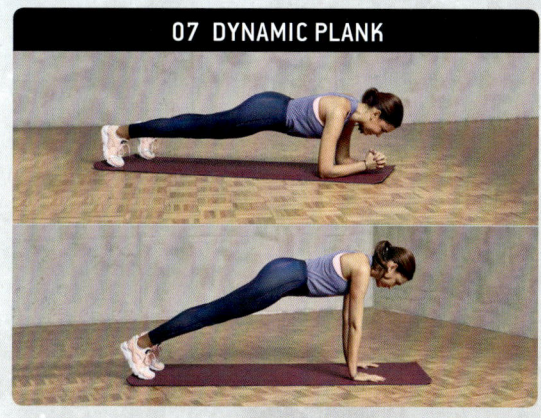

08 SIDE PLANK & CRUNCH

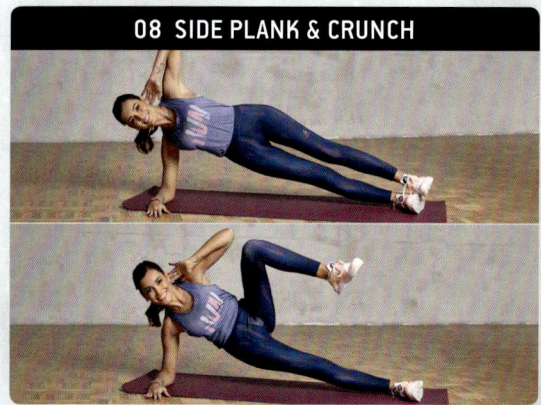

09 SUPERMAN

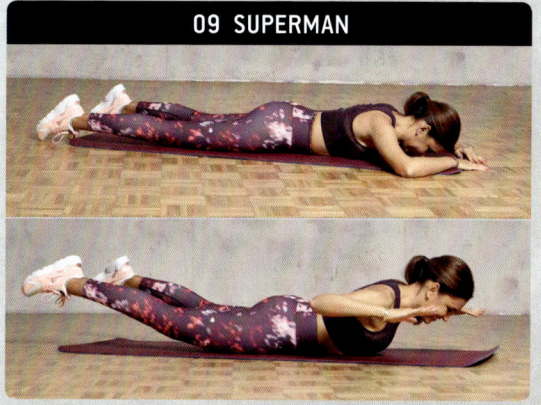

Auch das Cool-down (S. 88–94) ist wichtig. Mindestens 5 Minuten den Körper leicht stretchen, durchbewegen und entspannen! Wenn du mehr Zeit hast, genieße vor allem die Shavasana als letzte Übung etwas länger – vollkommen gelöst auf dem Boden liegen und bewusst nachfühlen, welches tolle Gefühl dir dein Workout schenkt!

MITTELSCHWERES TRAINING MIT 11 ÜBUNGEN
TRAININGSPLAN B

DIESER IST DURCH DAS MEHR AN WORKOUTS KERNIGER. ACHTE BITTE AUF EIN GUTES WARM-UP & MOBILITY (S. 36–47). MIT 5 MINUTEN INTENSIVER VORBEREITUNG AUS MINDESTENS 5 AUSGEWÄHLTEN ÜBUNGEN ZU JE 1 MINUTE BIST DU OPTIMAL AM START.

Dein Hot-Body-Workout:

» Jede Übung 60 Sekunden
» So intensiv und schnell du schaffst
» 20 Sekunden Pause
» Dann zur nächsten Übung

Denk daran: Bei den Übungen 03, 05, & 09 trainierst du beide Seiten für 60 Sekunden.

01 SPLIT JUMPS

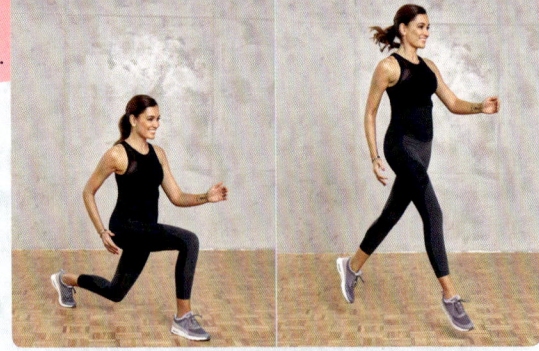

02 SUMO SQUATS

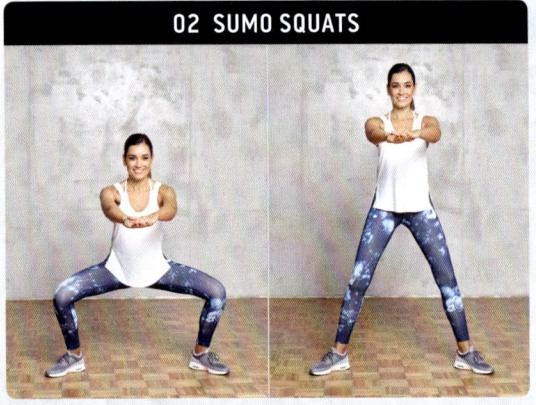

03 SIDE LUNGES

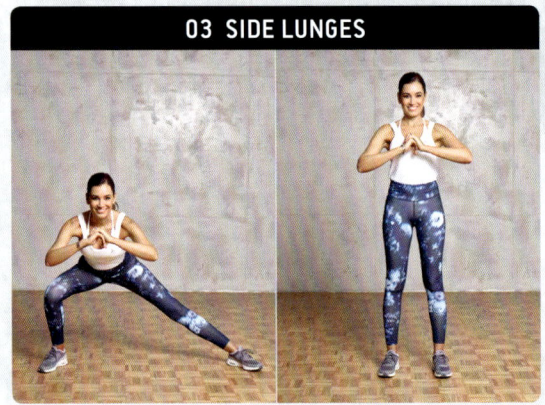

04 REVERSE FLYS

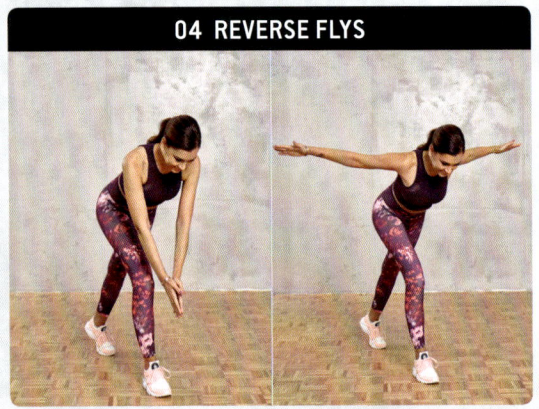

05 KICK BACKS

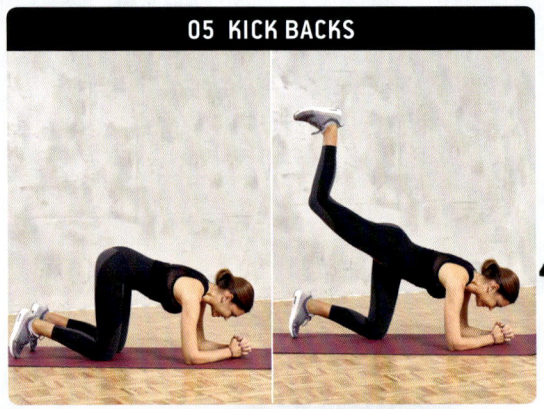

06 FROG-PUMPS

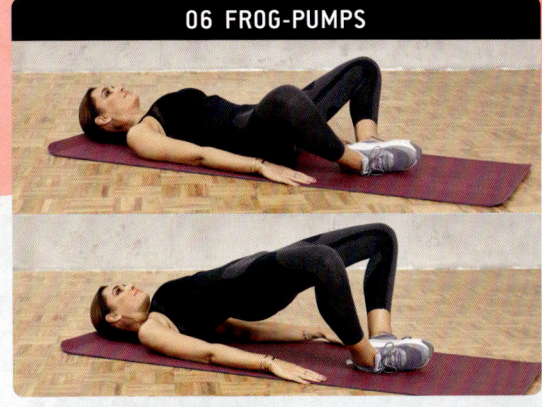

07 MOUNTAIN CLIMBER

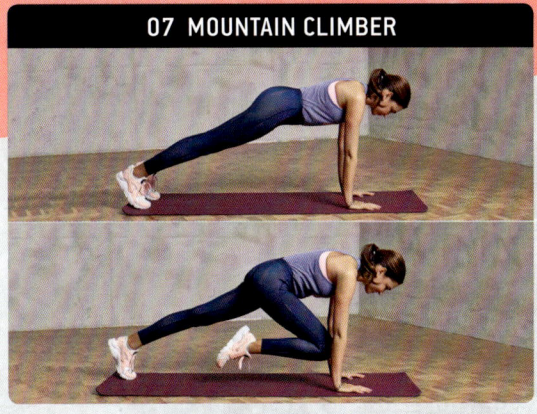

08 BICYCLE CRUNCH

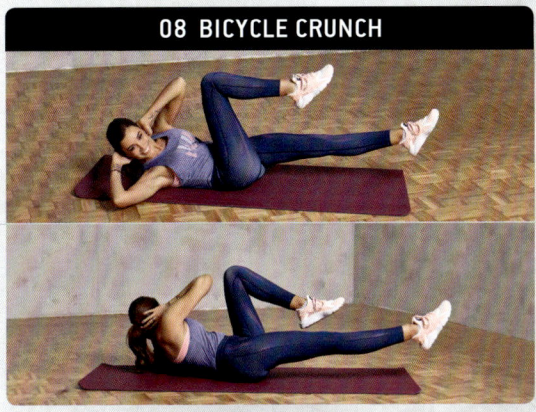

09 SIDE PLANK & EINDREHEN

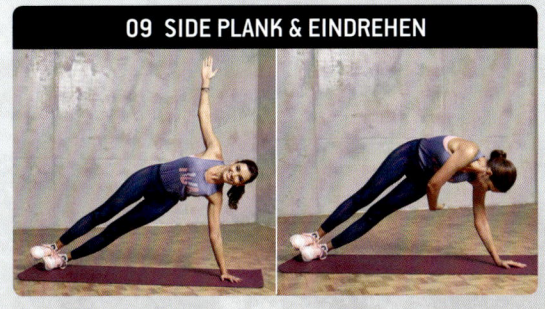

11 SUPERMAN

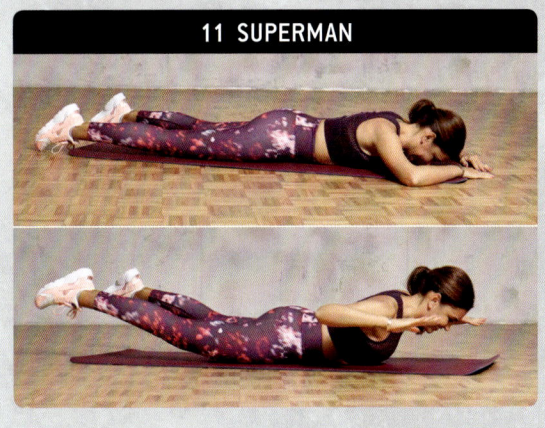

10 PUSH-UP

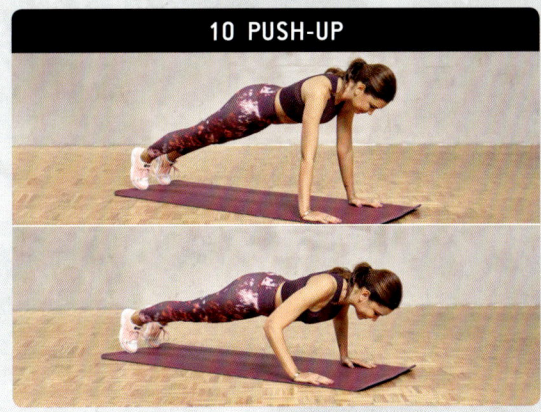

Auch bei häufigerem wöchentlichen Training schenke dem Cool-down (S. 88–94) mindestens 5 Minuten. Es ist sehr wichtig, nach intensiven Workouts fließend und langsam wieder in den Alltagsmodus umzuschalten.

TRAININGSPLAN C

JETZT WIRD WIRKLICH JEDE MENGE VON DIR GEFORDERT.
WARM-UP & MOBILITY MUSS ABSOLUT SORGFÄLTIG DEI-
NEM TRAINING VORAUSGEHEN. ICH EMPFEHLE DIR, WIRK-
LICH ALLE 8 ÜBUNGEN (S. 36–41) ZU TRAINIEREN.

Dein Hot-Body-Workout:

» Jede Übung 60 Sekunden
» So intensiv und schnell du schaffst
» 20 Sekunden Pause
» Dann zur nächsten Übung

Denk daran: Bei den Übungen 02, 05, 07 & 09 trainierst du beide Seiten für 60 Sekunden.

01 SKATER JUMPS

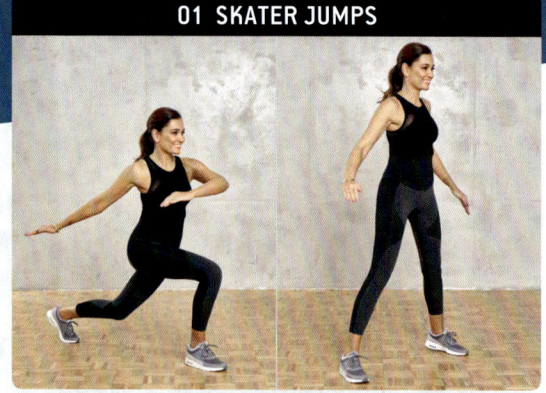

02 WALL SIT

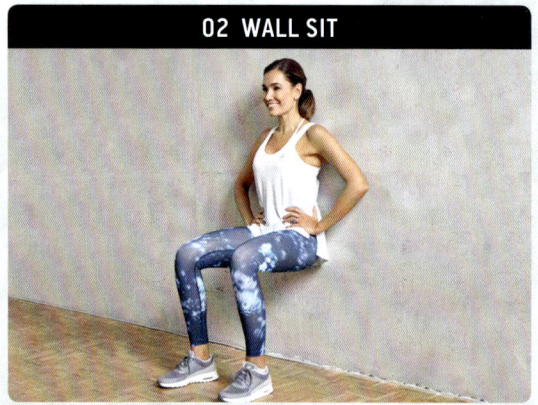

03 LUNGES

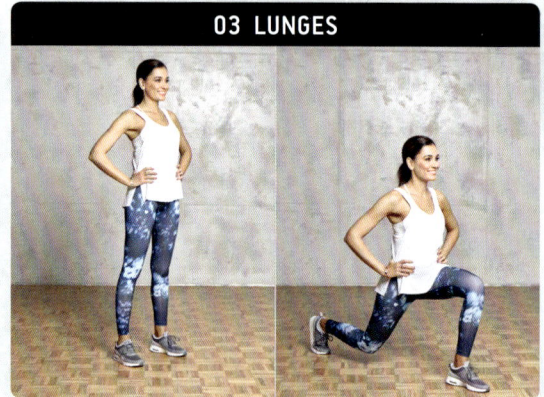

04 RUDERN VORGEBEUGT

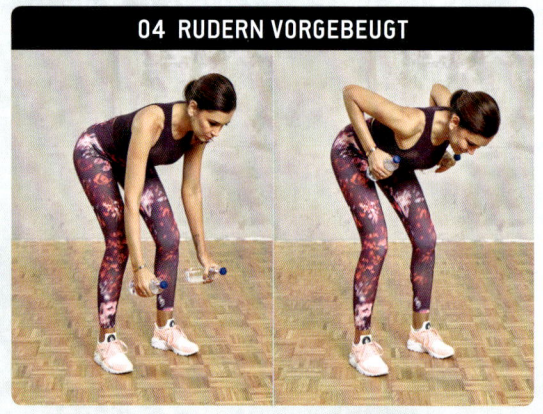

05 STANDWAAGE DYNAMISCH

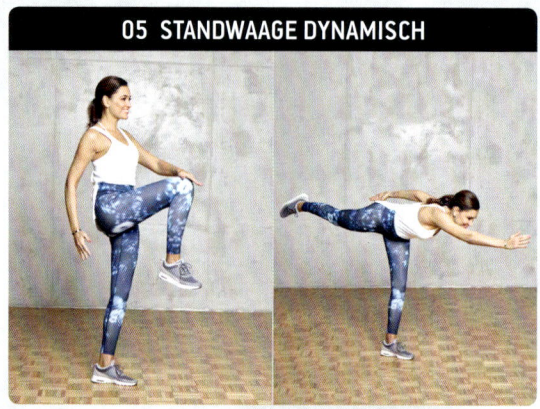

06 DYNAMIC BRIDGE

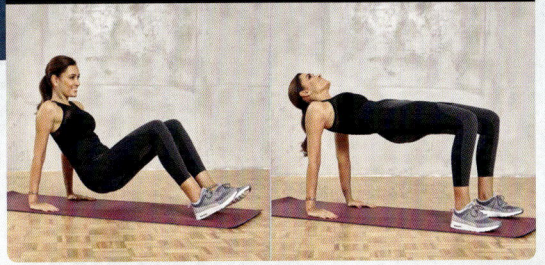

07 ADDUKTION

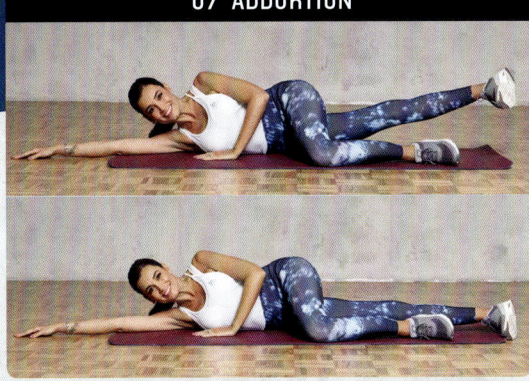

08 PIKE PUSH-UPS

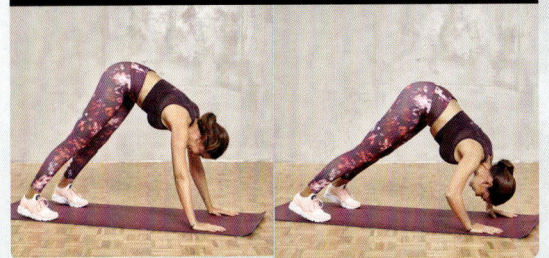

09 HIGH PLANK & AUFDREHEN

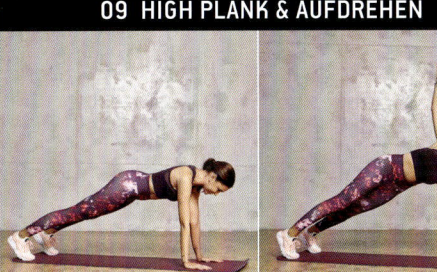

10 PLANK

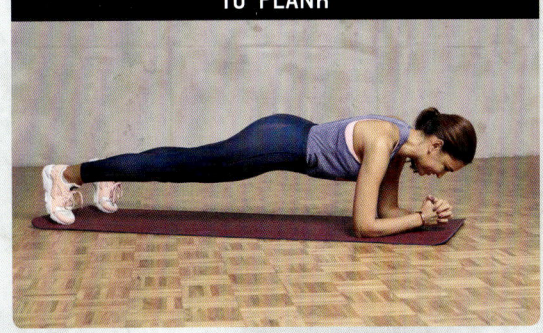

11 SUPERMAN

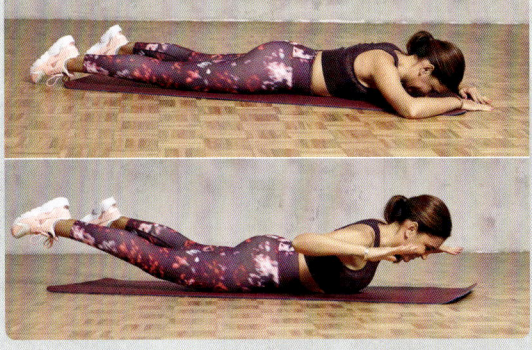

Ebenso wie das Warm-up ist auch das Cool-down gerade bei dieser Intensivphase enorm wichtig. Nimm dir auch hier etwas mehr Zeit, vom High-Intensity-Modus runterzukommen, denn in der Ruhe und Entspannung sammelt dein Körper neue Kräfte für den nächsten Einsatz. Dieser steht bei diesem Hardcore-Programm ja immer unmittelbar vor der Tür.

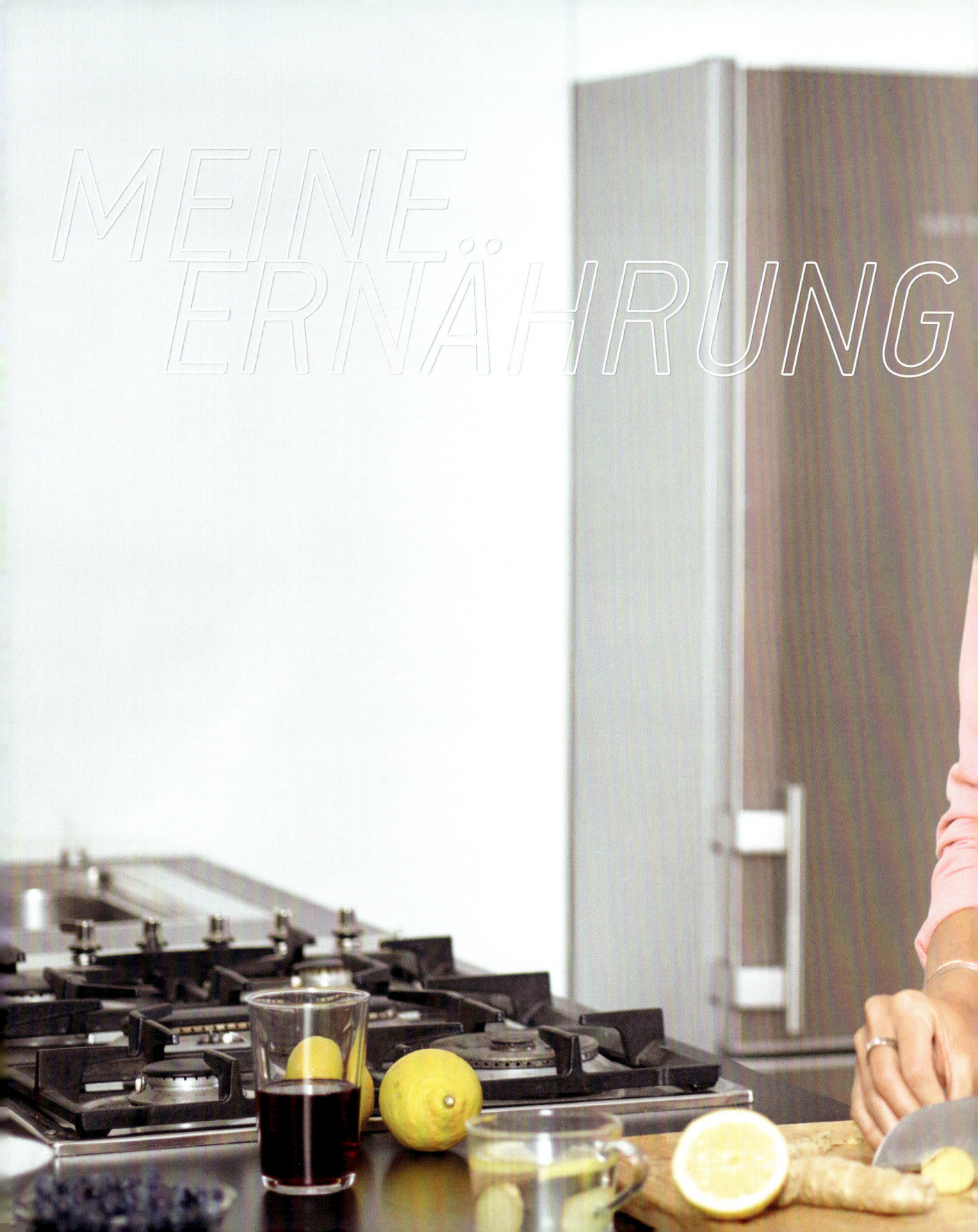

MEINE..
ERNÄHRUNG

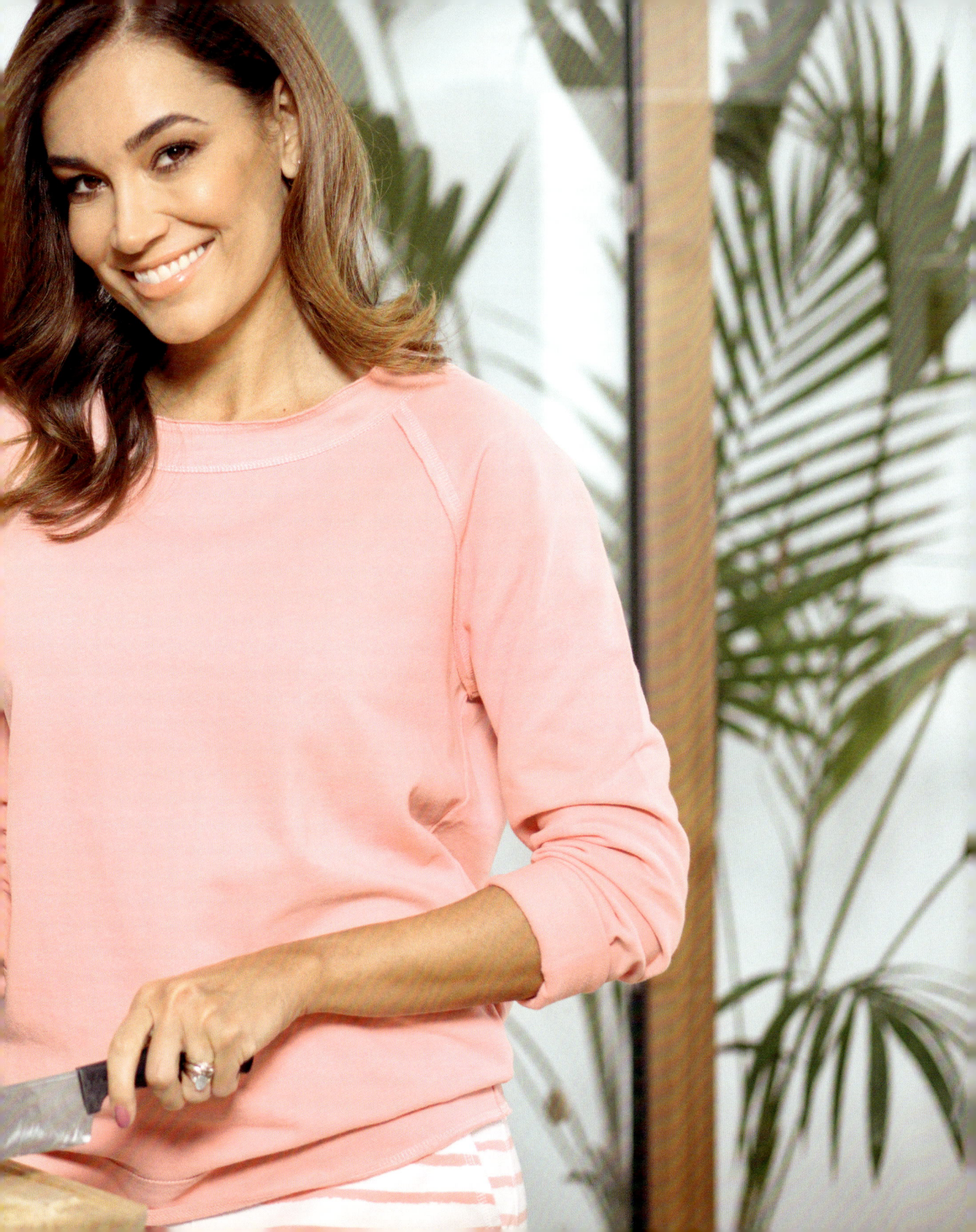

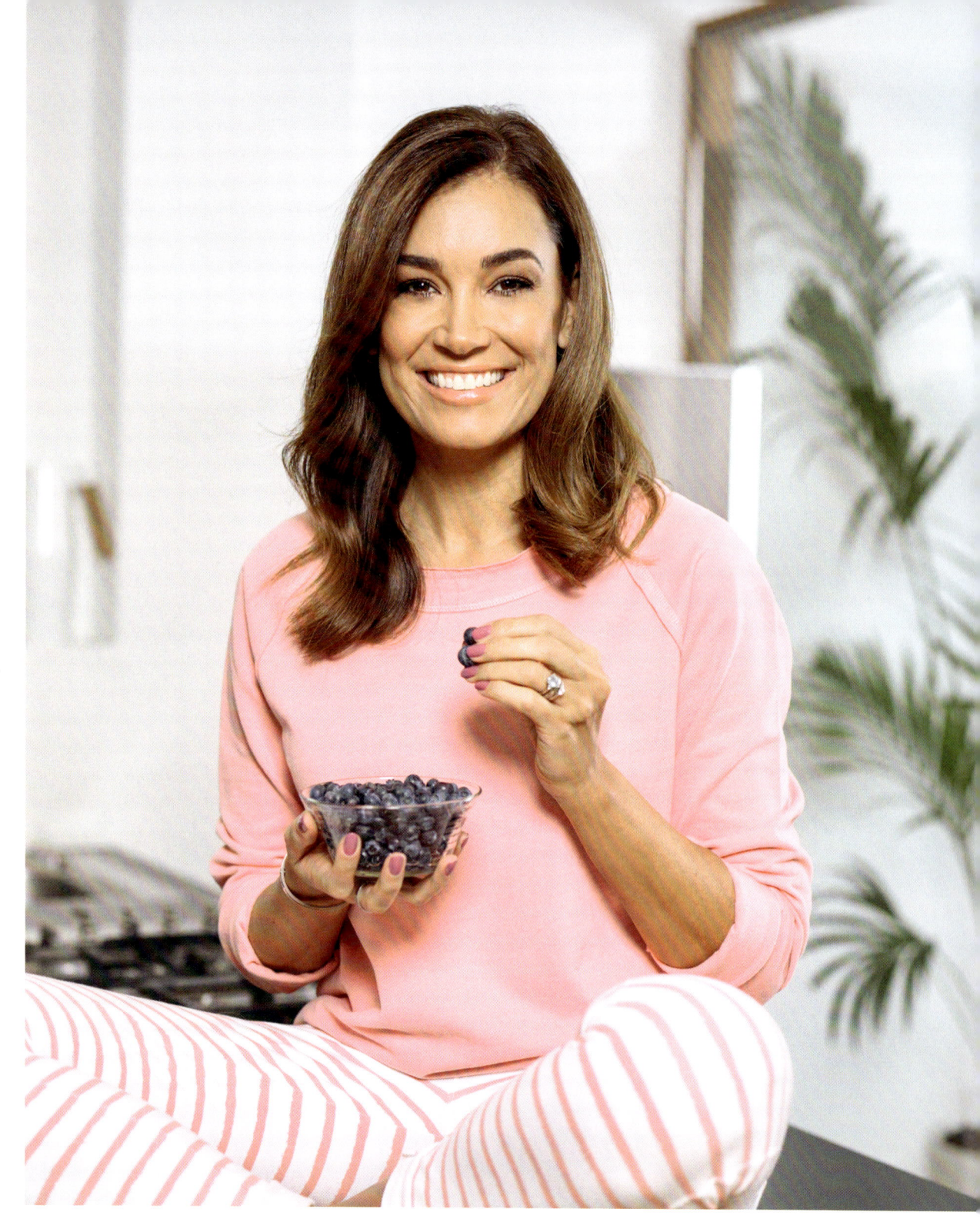

ERNÄHRUNG

Die richtige und gesunde Ernährung ist natürlich ein wichtiges Thema, ganz egal ob du „last minute" unterwegs bist oder ob es deine normale Lebensführung im Alltag betrifft. Dennoch gebe ich zu, dass ich aus dem Thema Ernährung noch nie in meinem Leben eine besondere Religion gemacht habe. Schon von Kindesbeinen an hatte ich das Glück, immer schlank gewesen zu sein; nie habe ich eine Diät gemacht, gegen Pfunde gekämpft oder auf irgendetwas verzichtet. Bestimmt hatte ich das Glück, dass ich in Brasilien in einem Elternhaus aufgewachsen bin, wo es immer eine sehr ausgewogene Mischung verschiedenster Gerichte gab. Ich kann mich nicht erinnern, dass meine Mutter eine besondere Wissenschaft aus unserer Ernährung gemacht hat. Mehrere regelmäßige Mahlzeiten am Tag, Reis, Gemüse, sehr viel Tomaten und Bohnen, Fisch und Fleisch, Obst, Salat — es war eine bunte Palette an Speisen.

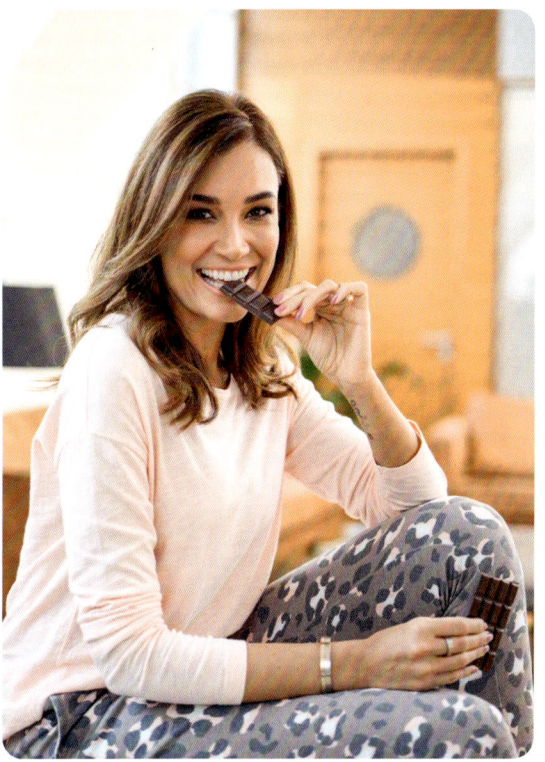

Sehr bewusst achte ich eigentlich erst seit ein paar Jahren auf meine Ernährung. Erstmals mit Beginn meiner ersten Schwangerschaft, denn als werdende Mutter wird wohl jede Frau noch eine Spur achtsamer und macht sich viel sorgfältigere Gedanken um alle Themen, die sich rund um Gesundheit drehen, weil die eigene Ernährung ja auch Einfluss auf das im Bauch heranwachsende Kind hat. Das war also die Zeit, als ich auch begann, mehr auf die eigene Ernährung und die meiner Familie zu achten.

Heute ist es für mich vor allem wichtig, die richtige Balance zu finden bei allem, was ich esse. Ein besonderes Ritual, das ich seit Jahren schon pflege und auf das ich inzwischen schwöre, ist ganz schlicht ein großes Glas Wasser morgens nach dem Aufstehen. Um frisch in den Tag zu kommen und den Stoffwechsel anzukurbeln, empfehle ich dir, gerade dieses Ritual ebenfalls in deinen Tag zu integrieren.

Sehr sinnvoll finde ich morgens ein ausgiebiges Frühstück mit Obst, Ballaststoffen und allem, was Energie für den Tag schenkt. Zum Kochen verwende ich als Fett inzwischen viel Kokosöl und kaufe auch mehr Dinkel- als Weizenprodukte. Sehr gerne essen meine Familie und ich Nüsse, sie sind ein ausgesprochen gesunder Energiespender und vielseitig verwendbar als Snack, beim Kochen oder Backen und im Salat. Ansonsten halte ich es wie früher schon — ich verzichte auf nichts. Und ich nasche auch gern. Wenn man gesund lebt, sich bewegt und sich relativ gesund ernährt, ist gegen Schokolade am Abend nichts einzuwenden.

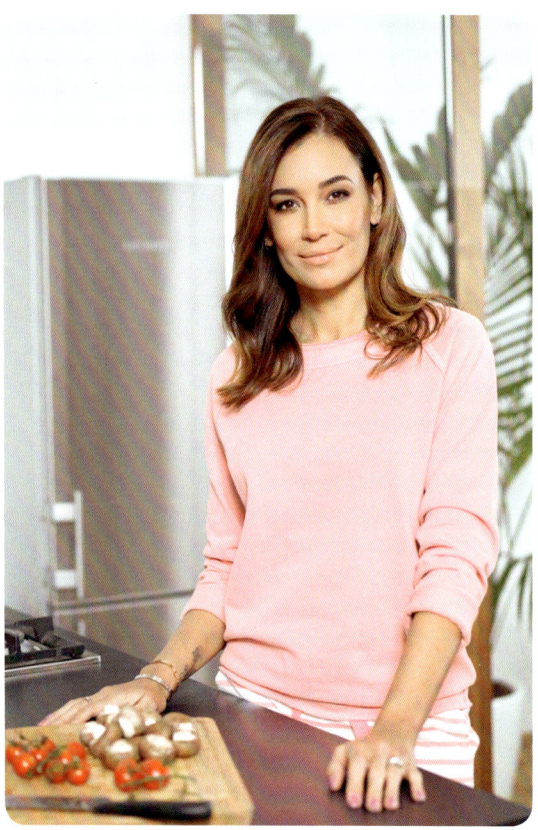

ERNÄHRUNG UND DAS LAST-MINUTE HOT-BODY-PROGRAMM

Wenn du jedoch ein besonderes Ziel hast, und vor allem begleitend zu deinem Last Minute Hot-Body-Workout, ist ein gezielter Umgang mit Ernährung unerlässlich. Das galt für mich ja genauso, als ich seinerzeit für Lascana mein Bikini-Body-Ziel hatte. Da musste ich mich eine Zeit lang wirklich eisern an meine Ernährungsvorgaben halten, sonst hätte ich mein Ziel in dieser kurzen Zeit nicht erreicht. Die wesentlichen Basics gesunder Ernährung habe ich daher hier für dich kurz zusammengestellt.

NICHT ÜBER DEN BEDARF ESSEN

Gerade wenn du ein paar Pfunde verlieren willst, ist dies die oberste Ernährungsregel überhaupt: Iss nie mehr, als du wirklich benötigst. Versuche vielmehr, in der Abnehmphase weniger Kalorien aufzunehmen, als du am Tag durchschnittlich brauchst, um deine Fettdepots anzugreifen. Iss langsam und höre auf dein Sättigungsgefühl.

GRUNDUMSATZ

Das, was du im Ruhezustand durchschnittlich am Tag an Energie benötigst, um deinen Körper mit seinen Organfunktionen in Gang zu halten, ist dein sogenannter Grundumsatz. Aber was ist denn das nun genau? Wie kannst du deinen Grundumsatz herausfinden?

Du kannst heute deinen Grundumsatz ganz bequem im Internet ermitteln, dort werden auf vielen Seiten Kalorienrechner angeboten, die nach Angabe von Geschlecht, Alter, Körpergröße und Gewicht deinen ungefähren Grundumsatz quasi auf Knopfdruck schnell ermitteln. Ungefähr deshalb, weil der Grundumsatz des Menschen etwas sehr Individuelles ist und auch noch von anderen Faktoren abhängt. So benötigst du zum Beispiel mehr Energie, wenn du frierst, aber auch, wenn du Fieber hast und daher dein Organismus auf Hochtouren läuft. Bist du hingegen bei Frost sehr warm und gut gekleidet, muss dein Körper seine Motoren nicht so stark anschmeißen, um die Temperatur zu halten, da ja die Kleidung diesen Job übernimmt. Dann benötigst du weniger Energie. Ein weiteres Kriterium ist der höhere Energiebedarf von Muskeln gegenüber Fett. Wenn du gesunde Muskeln aufbaust — keine Angst, wir Frauen entwickeln beim Krafttraining schöne schlanke und feste Muskeln und keine große Masse! — dann benötigst du auch mehr Energie, da die Muskeln im Gegensatz zu Fett viel Nahrung benötigen. Also beeinflusst auch dies deinen Grundumsatz. Und letztendlich muss in deinen täglichen Kalorienverbrauch auch noch deine durchschnittliche Tagesaktivität eingerechnet werden, für die du ja ebenfalls Energie benötigst. Bist du viel in Bewegung bei deiner Arbeit? Machst du körperlich anstrengende Tätigkeiten? Oder sitzt du den ganzen Tag am Schreibtisch? Du siehst also, wie viele Kriterien dafür verantwortlich sind, welche Menge an Kalorien du benötigst. Such dir daher einen Kalorienrechner im Internet, der die Kriterien so umfassend wie möglich abfragt.

NEGATIVE ENERGIEBILANZ ERZIELEN

Wenn du dann das Ergebnis deiner täglichen benötigten Energiezufuhr ermittelt hast, kannst du deine Last-Minute Hot-Body-Ernährung gut planen, indem du dafür sorgst, eine negative Energiebilanz zu erzielen, das heißt, dass du unterhalb deines Grundumsatzes bleibst und am Tag weniger Kalorien zu dir nimmst, als du verbrauchst — ein durchschnittlicher Richtwert könnten beispielsweise

500 Kalorien weniger sein. Dann geht dein Körper an deine Reserven, und du kannst Gewicht reduzieren. Eine Zeit lang ist das auch völlig in Ordnung, vor allem, wenn du wirklich viel Gewicht loswerden musst.

KALORIE IST NICHT GLEICH KALORIE

Doch noch etwas sehr Wichtiges ist beim Kalorienzählen zu beachten: Es geht nicht um das bloße Zählen von Kalorien! Kalorien sind nämlich sehr unterschiedlich, Fette sind anders als Proteine, Proteine wiederum anders als Kohlenhydrate. Die Kalorienzusammensetzung sollte nach Reduktion der Energiezufuhr unter den normalen täglichen Bedarf mit Bedacht gewählt sein. Reduziert werden sollten vor allem Kohlenhydrate, und ganz vom Speiseplan gestrichen werden sollten diejenigen Kohlenhydrate, die sich zum Beispiel in Weißmehl, Nudeln, Süßigkeiten, Softdrinks und ähnlichen verarbeiteten Lebensmitteln befinden. Solche Kohlenhydrate dominieren leider unsere heutige Ernährung und werden überwiegend gegessen. Zur Urzeit der Jäger und Sammler war das Verhältnis von Kohlenhydraten, Fetten und Proteinen nicht nur viel ausgewogener, sondern die enthaltenen Kohlenhydrate selbst waren auch natürlicher Art: Gemüse und Obst sowie Nüsse, Beeren und Samen — ganz im Gegensatz zu den heutigen sogenannten raffinierten oder einfachen Kohlenhydraten, die in der modernen Fertigkost enthalten sind.

DIE BESTE WAHL: LOW-CARB

Bei der Wahl der optimalen Zusammensetzung der Nahrung für das Last-Minute Hot-Body-Ziel sollte die Wahl auf die sogenannte Low-Carb-Ernährung fallen. Das bedeutet, den gesamten Kohlenhydratanteil reduzieren und stattdessen mehr Protein- und Fettanteile einbauen — Proteine und gesunde pflanzliche Fette mit vielen Omega-3-Fettsäuren sättigen gut und langanhaltend. Und der kleine Kohlenhydratanteil sollte, wie gesagt, nur noch aus natürlichen Kohlenhydraten bestehen.

LANGKETTIGE KOHLENHYDRATE

Kohlenhydrate sind sehr wichtig in der Ernährung. Sie sind unser Brennstoff für Muskeln und Gehirn, wir benötigen sie als Energiespeicher, als Nervennahrung und für unsere Stimmung. Sorge hier durch die Aufnahme der natürlichen Lebensmittel für eine Zufuhr an langkettigen Kohlenhydraten, die im Gegensatz zu Einfachzuckern langsam zerlegt und mithilfe des durch die Bauchspeicheldrüse ausgeschütteten Insulins schrittweise zu den Zellen transportiert werden. Durch den langsamen Vorgang senkt sich auch der Blutzuckerspiegel sukzessive und schrittweise, und der nächste Hunger kommt später. Beim Einfachzucker, der in Zucker, Weißmehl, Fast Food oder Süßigkeiten vorkommt und sofort verfügbar ist und zerlegt wird, steigt der Blutzuckerspiegel rasch an, sinkt aber auch ganz schnell wieder ab, und wir bekommen nach kurzer Zeit wieder Heißhunger.

VOLLWERTIG UND FRISCH ESSEN

Mit Vollwertprodukten, Getreide, Hülsenfrüchten oder ungeschältem Reis nehmen wir beispielsweise die benötigten langkettigen Kohlenhydrate auf, die uns dann sukzessive und langanhaltend mit Energie versorgen. Sie besitzen aber darüber hinaus gerade in ihren Schalen, Hülsen und Häuten noch viele weitere wertvolle Bestandteile. Dazu gehören Vitamine, Mineralstoffe oder

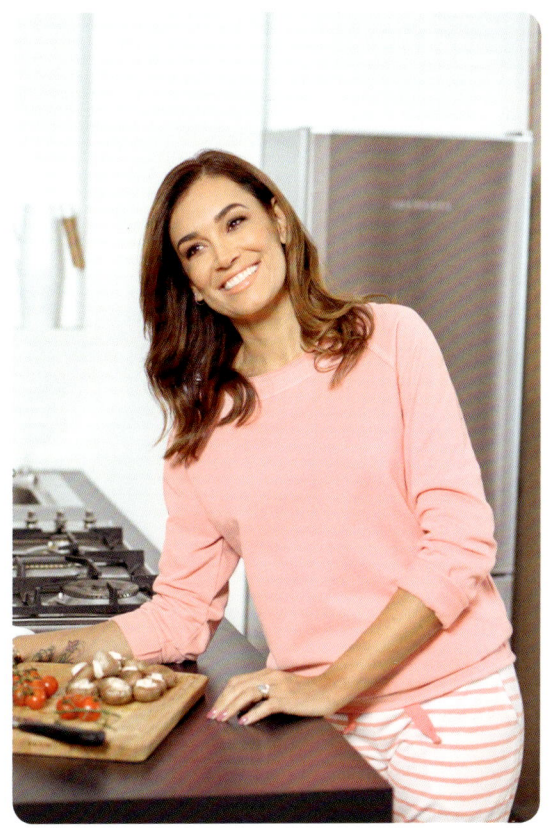

sekundäre Pflanzeninhaltsstoffe, die unsere Organe und Gefäße schützen, das Immunsystem stärken und Erkrankungen vorbeugen. Es hat also, wie du siehst, sehr viele miteinander einhergehende Vorteile, vollwertige und naturbelassene Nahrungsmittel zu wählen.

FETTE: WERTVOLL UND NOTWENDIG

Auch Fette sind für unseren Stoffwechsel unerlässlich und unproblematischer als angenommen. Unerlässlich sind sie beispielsweise, weil die fettlöslichen Vitamine A, D, E und K ohne Fette nicht aus dem Darm resorbiert werden. Ganz ohne Fettpolster kommen auch unsere Organe nicht aus, denn sie dienen ihnen als wichtiger Schutz, und auch das Unterhautfettgewebe benötigen wir als Kälteschutz. Wähle die Fette für deine Ernährung sorgfältig aus und bevorzuge immer pflanzliche Fette. Die lebenswichtigen mehrfach ungesättigten Omega-3- und Omega-6-Fettsäuren kann unser Körper selbst nicht herstellen, daher sind wir auf eine Zufuhr von außen angewiesen.

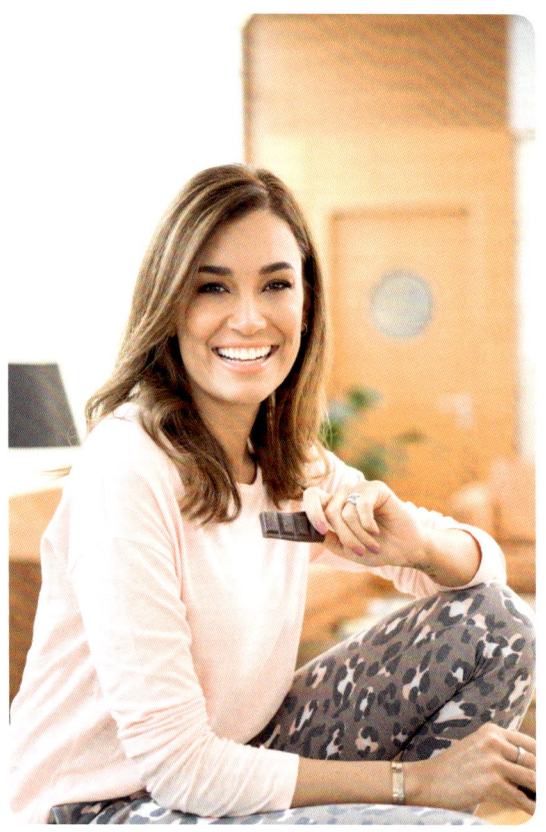

BAUSTOFF DES LEBENS: PROTEIN

Ganz zentral für eine gesunde Ernährung sind Proteine, denn ohne sie könnten nicht nur der Aufbau und Erhalt der Muskeln, sondern alle Prozesse unseres gesamten Organsystems mit sämtlichen Hormonen, Enzymen, Neurotransmittern und zahlreichen weiteren Molekülen nicht funktionieren. Wenn es um das Ziel der Gewichtsreduktion geht, spielen Proteine ebenfalls eine wichtige Rolle, da sie bei verhältnismäßig niedrigem Kaloriengehalt besonders gut und lange sättigen. Empfehlenswert ist nach meiner Überzeugung eine gute Balance aus tierischen und pflanzlichen Eiweißen. Tierisches Eiweiß ist beispielsweise besonders gut vom menschlichen Körper verwertbar, wird aber in sehr großer Menge auch mit Gesundheitsrisiken in Verbindung gebracht, die bei pflanzlichen Eiweißen nicht bestehen. Pflanzliche Eiweiße hingegen werden schneller wieder abgebaut und enthalten einige lebenswichtige Vitamine nicht, die wiederum in tierischen Eiweißen enthalten sind. Über Nutzen und Risiken finden sich wie bei so vielen Dingen zahlreiche kontroverse Studien und Meinungen. Gut gerüstet mit den Fakten, die man rund um tierische und pflanzliche Proteine wirklich weiß, ermuntere ich noch einmal zum Weg der Mitte: die Ausgewogenheit. Eine gesunde Mischung aus beispielsweise Eiern, Milch, Fleisch, Fisch sowie Hülsenfrüchten, Kartoffeln oder Getreide ist sicher die beste Wahl, um rundum versorgt zu sein.

POWER DURCH VITAMINE & BALLASTSTOFFE

Die gesunde Mischung in der Ernährung sichert noch etwas, das für den Stoffwechsel in unserem Körper von großer Bedeutung ist und uns zudem widerstandsfähig gegen zahlreiche Krankheiten macht: die Vitamine und Ballaststoffe. Da wir sie in unserem Organismus nicht selbst herstellen können, müssen sie über die Nahrung zugeführt werden. Ein abwechslungsreicher Mix aus Gemüse, Obst, Getreide sowie auch Fleisch, Fisch und Milchprodukten gewährleistet hier die sichere Versorgung.

WASSER, DER TREIBSTOFF ALLER PROZESSE

Damit nun aber all diese vom Organismus benötigten Bestandteile in Aktion treten und ihre Aufgaben erfüllen können, brauchen sie natürlich Treibstoff sowie eine Umgebung, in der diese Aufgaben gelingen können: Wasser. Die grundlegende Bedeutung von Flüssigkeit für den Körper

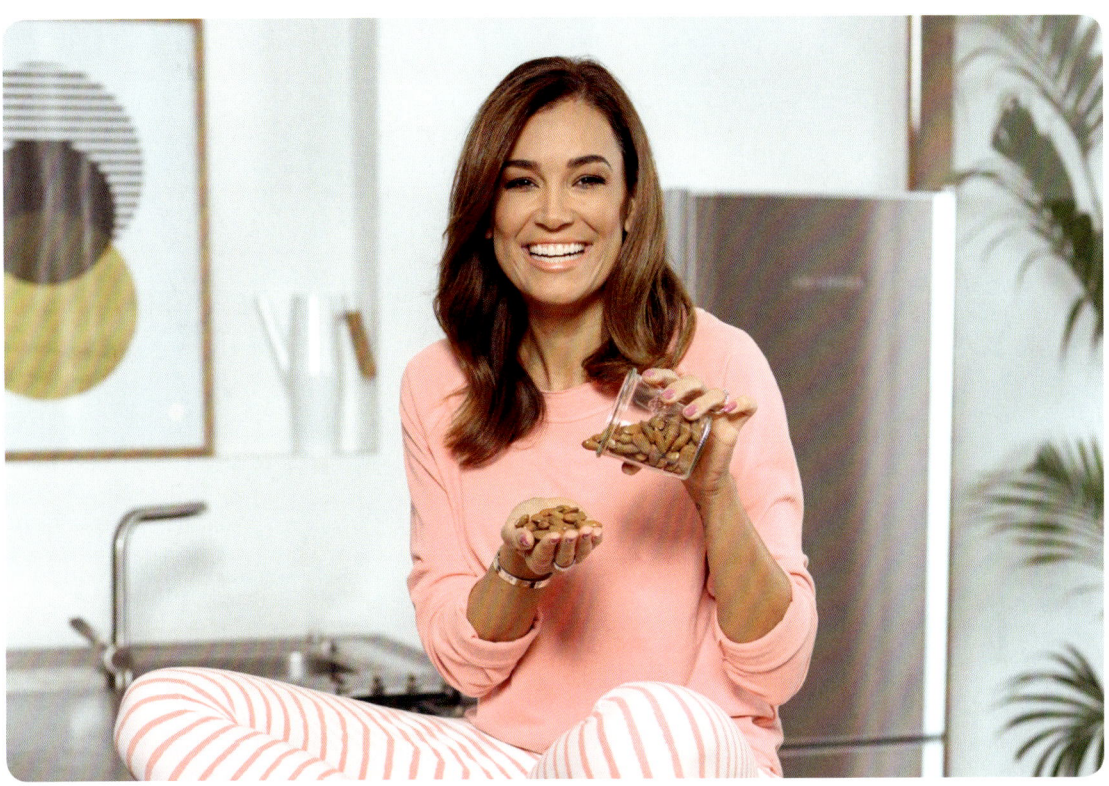

wird allein dadurch klar, wenn man sich vor Augen führt, dass Wasser den Großteil des Körpers ausmacht – zu über 70 Prozent besteht unser Körper aus Wasser! Ohne Wasser funktioniert keine einzige Aufgabe im Organismus, und für einen ausgeglichenen Stoffwechsel ist es wichtig, dass der normale tägliche Wasserverlust durch regelmäßiges Trinken über den Tag verteilt wieder ausgeglichen werden muss.

BEWUSSTE ERNÄHRUNG STATT „TO GO"!

Ein letzter Gedanke zum Thema Ernährung, der mir am Herzen liegt, betrifft nicht die Ernährung an sich, sondern unseren Lebensstil, der unsere Ernährung beeinflusst: unsere heutige „To go"-Lebensweise. Alles muss schnell gehen, überall ist der Mensch auf dem Sprung. Man schnappt beim Bäcker ein Sandwich und einen Coffee-to-go und ist schon wieder unterwegs. Abends dann schnell eine Tiefkühlpizza in den Ofen oder einen Lieferservice bestellen – Kochen? Viel zu viel Arbeit, viel zu anstrengend ...

Ist diese „To go"-Mentalität aber nicht eher Verlust als Gewinn von Zeit? Essen ist auch ein Stück Kultur, es ist gesellschaftliches Erleben und Genießen. Auch hinsichtlich dieses Aspektes verdient Ernährung ein neues Bewusstsein. Dieses Bewusstsein fängt bereits beim Einkauf an, wenn du dir zum Beispiel Zeit nimmst, verantwortungsvoll regionale und naturbelassene Produkte zu kaufen, sie mit Sorgfalt und Freude zu leckeren Gerichten verarbeitest und sie dann als Mahlzeit am Tisch gemeinsam mit deiner Familie oder Freunden genießt. Auch wenn du alleine lebst ist bewusstes Essen sehr wichtig. Wenn du einen vollen Alltag und viel Arbeit im Job hast und privat viel unterwegs bist, dann plane diese wichtigen Zeiten für deine Ernährung passend in deinen Tagesablauf ein. Du wirst merken, wie viel Gewinn der Abschied von der „To go"-Ernährung dir bringt.

Damit dein Einstieg in die Welt der gesunden Ernährung leicht gelingt und du siehst, wie viele leckere, gesunde und auch einfach zuzubereitende Gerichte es gibt, habe ich in meinem Buch 20 schöne Rezepte für dich zusammengestellt. Ich koche und backe für mein Leben gern und vielleicht springt ja der Funke zu dir über beim Ausprobieren meiner Lieblings-Rezepte? Fürs Frühstück, Mittag- und Abendessen oder auch einfach so für zwischendurch findest du hier jeweils meine 5 Top-Favoriten, die regelmäßig auf unserem Speiseplan stehen, sei es für ein gemeinsames Familienessen oder auch - je nach Tagesplanung - zwischendurch. Lass dich inspirieren, probiere und genieße!

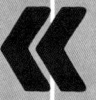

GESUND & LECKER

» 20 tolle Rezepte «

DINKELGRIESSBREI
mit Schokolade

 2 Personen

 15 Min.

 296 kcal (798 kJ) pro Person

ZUTATEN

500 ml Milch
deiner Wahl

1 TL Agavendicksaft

6 EL Dinkelgrieß

1 Handvoll Beeren, frisch oder tiefgekühlt

Zartbitterschokolade
(oder Kakaopulver)
zum Garnieren

ZUBEREITUNG

» Die Milch zusammen mit dem Agavendicksaft in einem Topf zum Kochen bringen und die Hitze auf mittlere Stufe zurückschalten.

» Den Grieß mit einem Schneebesen einrühren und alles unter Rühren etwa 3 Minuten weiterköcheln lassen. Gegebenenfalls ein bisschen mehr Grieß beimengen, wenn der Brei noch zu flüssig ist.

» Den Grießbrei vom Herd nehmen und zusammen mit den Beeren in einer Schüssel anrichten.

» Vor dem Servieren die Zartbitterschokolade über den Brei und die Beeren raspeln.

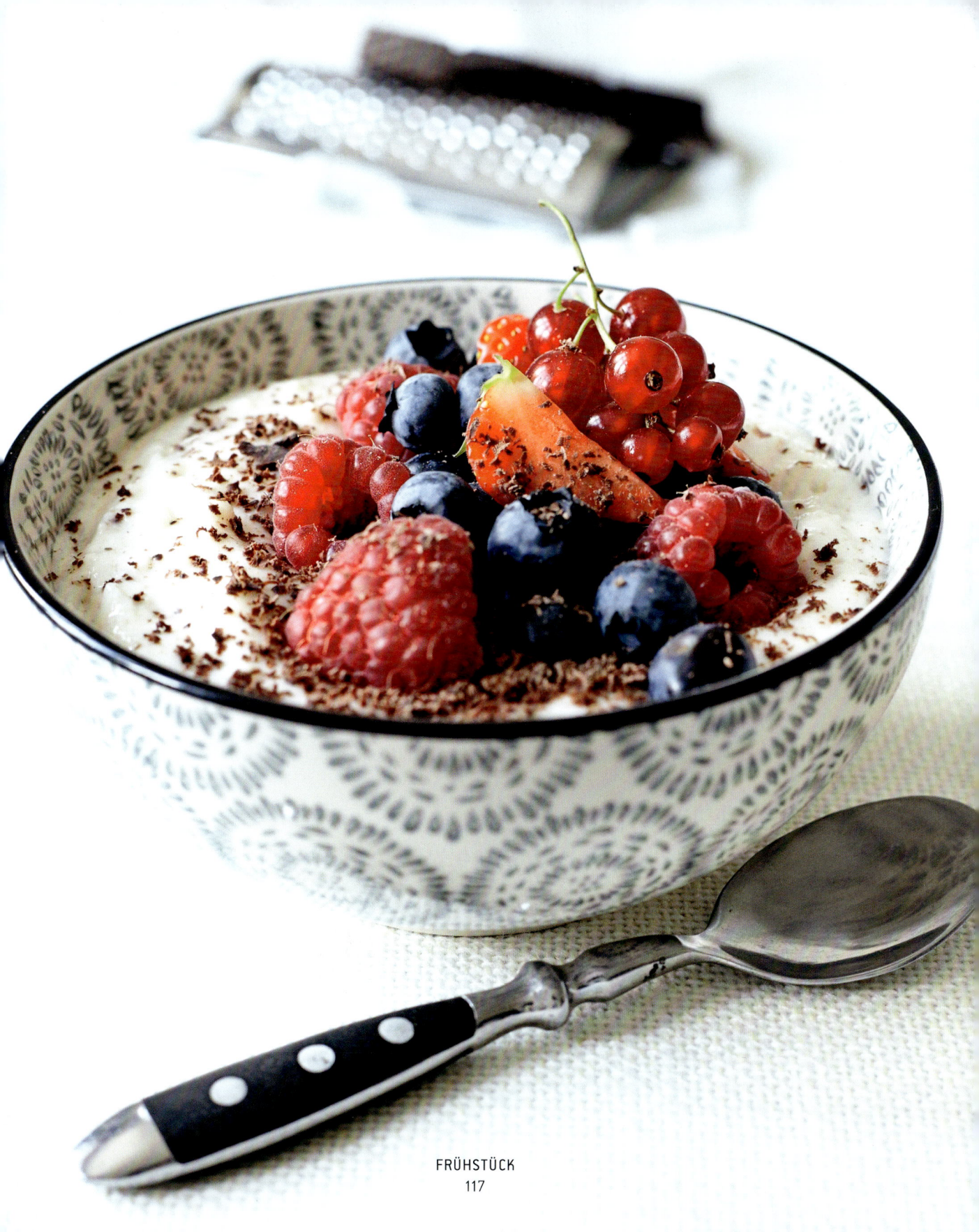

OMELETT
mit Pilzen & Blattspinat

EIN SAFTIGES UND HERZHAFT GEFÜLLTES GESCHMACKSERLEBNIS, DAS IM NU GEZAUBERT IST.

 2 Personen

 20 Min.

 360 kcal (1507 kJ) pro Person

ZUTATEN

100 g Pilze

½ Zwiebel

150 g Blattspinat

2 EL Olivenöl

Salz

Pfeffer

Muskatnuss

4 Eier

2 EL geriebener Parmesan

ZUBEREITUNG

» Die Pilze putzen und in Scheiben schneiden. Die Zwiebel schälen und fein hacken. Den Blattspinat putzen, waschen und abtropfen lassen. In einer beschichteten Pfanne 1 Esslöffel Öl erhitzen und die Zwiebel anschwitzen. Die Pilze dazugeben und kurz anbraten. Den Blattspinat hinzufügen und zusammenfallen lassen. Mit Salz, Pfeffer und Muskatnuss würzen, alles herausnehmen und beiseitelegen. Entstandenes Wasser ggf. abgießen.

» Die Eier mit Salz in einer Schüssel verquirlen. Die Pfanne auswischen, das restliche Öl erhitzen und die Eiermasse hineingeben. Zugedeckt bei schwacher Hitze etwa 7 Minuten stocken lassen. Die Pilzfüllung auf einer Hälfte verteilen, den Parmesan darauf geben und das Omelett zusammenklappen. Herausnehmen, mittig halbieren und sofort servieren.

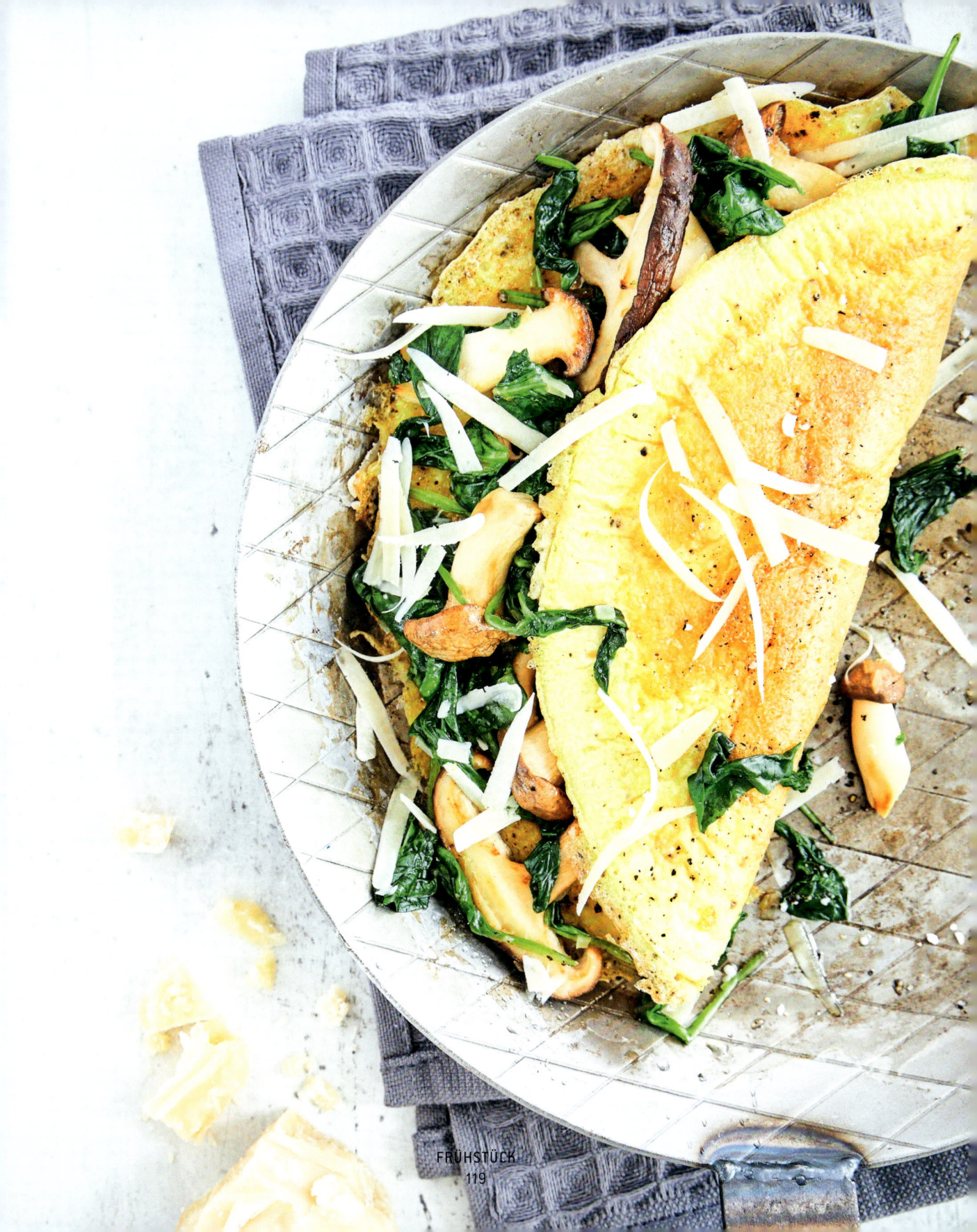

SMOOTHIE-BOWL
mit Açai

AÇAIBEEREN AUS SÜDAMERIKA WIRKEN ANTIOXIDATIV (ZELLSCHÜTZEND) UND SIND SEHR NÄHRSTOFFREICH.

 2 Personen

 15 Min.

 284 kcal (1182 kJ) pro Person

ZUTATEN

1 große Banane

2 TK-Açaipads

100 ml Kokosmilch aus der Dose

½ TL gemahlener Zimt

1 EL Hanfsamen

1 EL Gojibeeren
(wahlweise Kakaonibs oder Chiasamen)

ZUBEREITUNG

» Die Banane schälen, in Frischhaltefolie wickeln und über Nacht in den Gefrierschrank legen.

» Die Açaípads 10 Minuten antauen lassen, dann die Pads aufschneiden. Das Açaímus mit Banane, Kokosmilch, Zimt und Hanfsamen in einen Mixer geben und so lange pürieren, bis die Mischung schön cremig ist.

» Açaí-Smoothie-Bowl auf zwei Schalen verteilen und, mit Gojibeeren, garniert servieren.

Mein Tipp

Açaípads kann man im Internet bestellen oder in gut sortierten Bio-Läden kaufen.

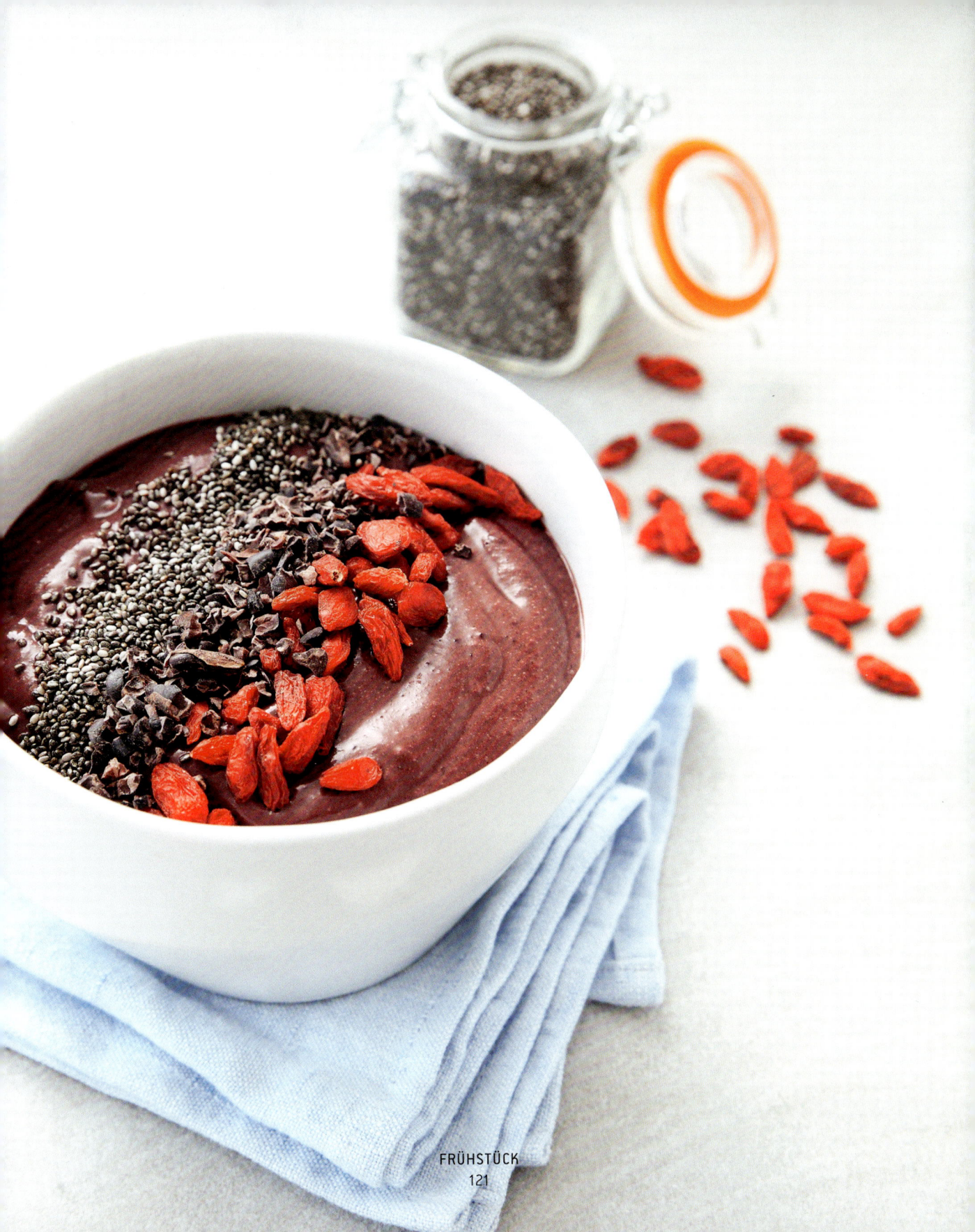

GUTEN-MORGEN-
Smoothie

 2 Personen

 5–10 Min.

 143 kcal (627 kJ) pro Person

ZUTATEN

2 Bananen

1 Vanilleschote

300 ml ungesüßte Mandelmilch

1–2 EL Matchapulver

1 EL Kokosblütensirup

ZUBEREITUNG

» Die Bananen schälen, in Frischhaltefolie wickeln und über Nacht in den Gefrierschrank legen.

» Die Vanilleschote längs aufschneiden und das Mark mit einem Messer herauskratzen. Vanillemark, Bananen, Mandelmilch, Matchapulver und Kokosblütensirup in einen Mixer geben und etwa 45 Sekunden pürieren. Je nach Konsistenz noch etwas Wasser hinzufügen und untermixen.

Mein Tipp

Alternativ zum Vanillemark gibt es kleine Vanillemühlen zu kaufen, die granulierte Vanilleschoten enthalten. Diese werden dann bei Bedarf frisch gemahlen.

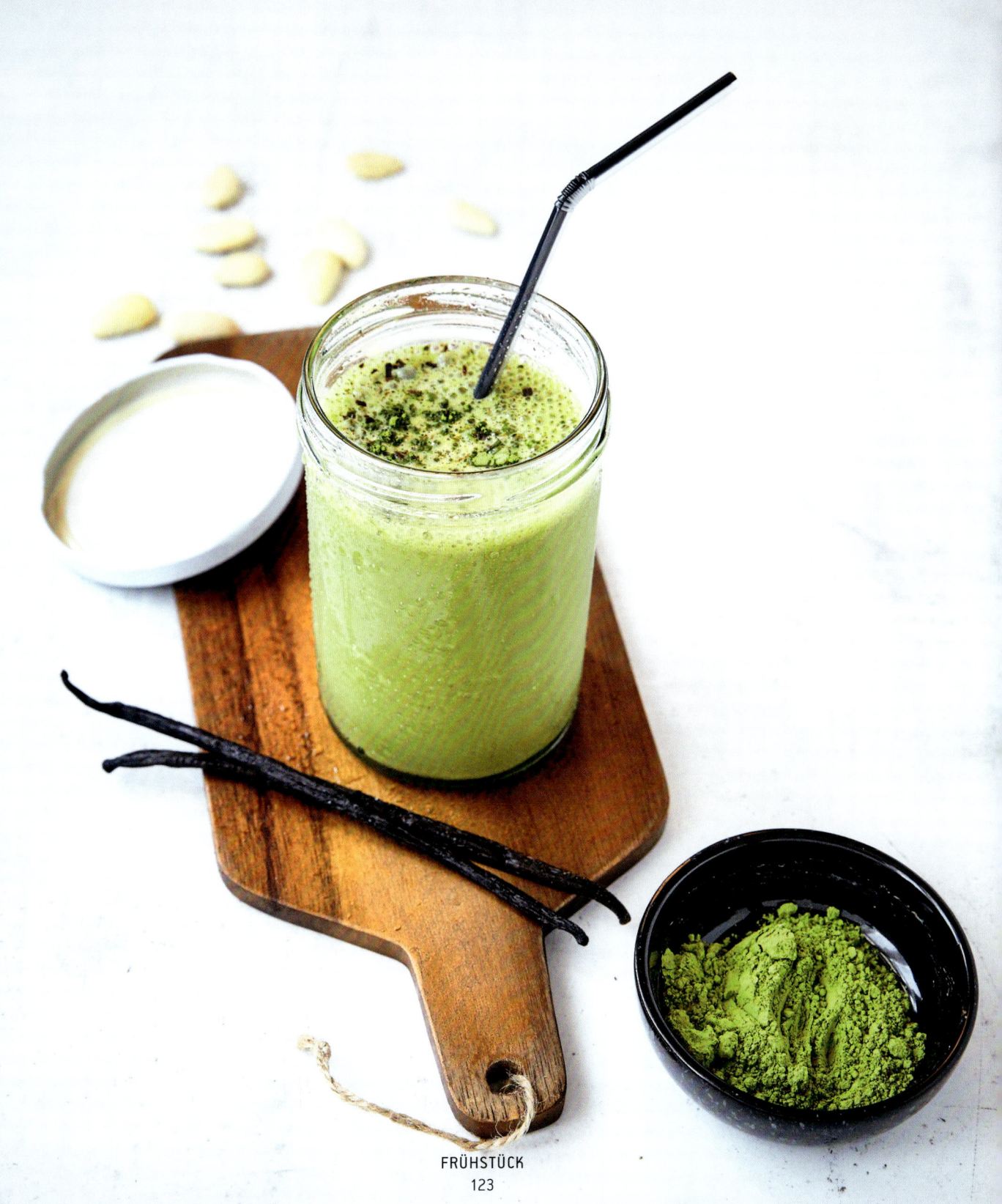

AVOCADO-SANDWICH
mit Sprossen

REICH AN UNGESÄTTIGTEN FETTSÄUREN, VITAMINEN A, D, E, K, BIOTIN, FOLSÄURE UND KALZIUM.

 2 Personen

10 Min.

323 kcal (1350 kJ) pro Person

ZUTATEN

2 Vollkornbrötchen

1 Avocado

Saft von ½ Zitrone

2 Tomaten

1 kleiner Kohlrabi

Salz

Pfeffer

50 g Sprossen
(z. B. Radieschen-, Linsensprossen,
ersatzweise Kresse)

ZUBEREITUNG

» Die Brötchen halbieren. Die Avocado halbieren, den Kern entfernen und das Fruchtfleisch mithilfe eines Löffels herauslösen. In dünne Streifen schneiden und mit Zitronensaft beträufeln. Die Tomaten waschen und in Scheiben schneiden. Den Kohlrabi schälen, in Scheiben und dann in Stifte schneiden.

» Die untere Brötchenhälfte mit den Tomatenscheiben belegen, die Avocado darauflegen. Mit Salz und Pfeffer würzen. Die Sprossen darüber verteilen und mit der oberen Brötchenhälfte belegen. Die Kohlrabisticks dazu servieren.

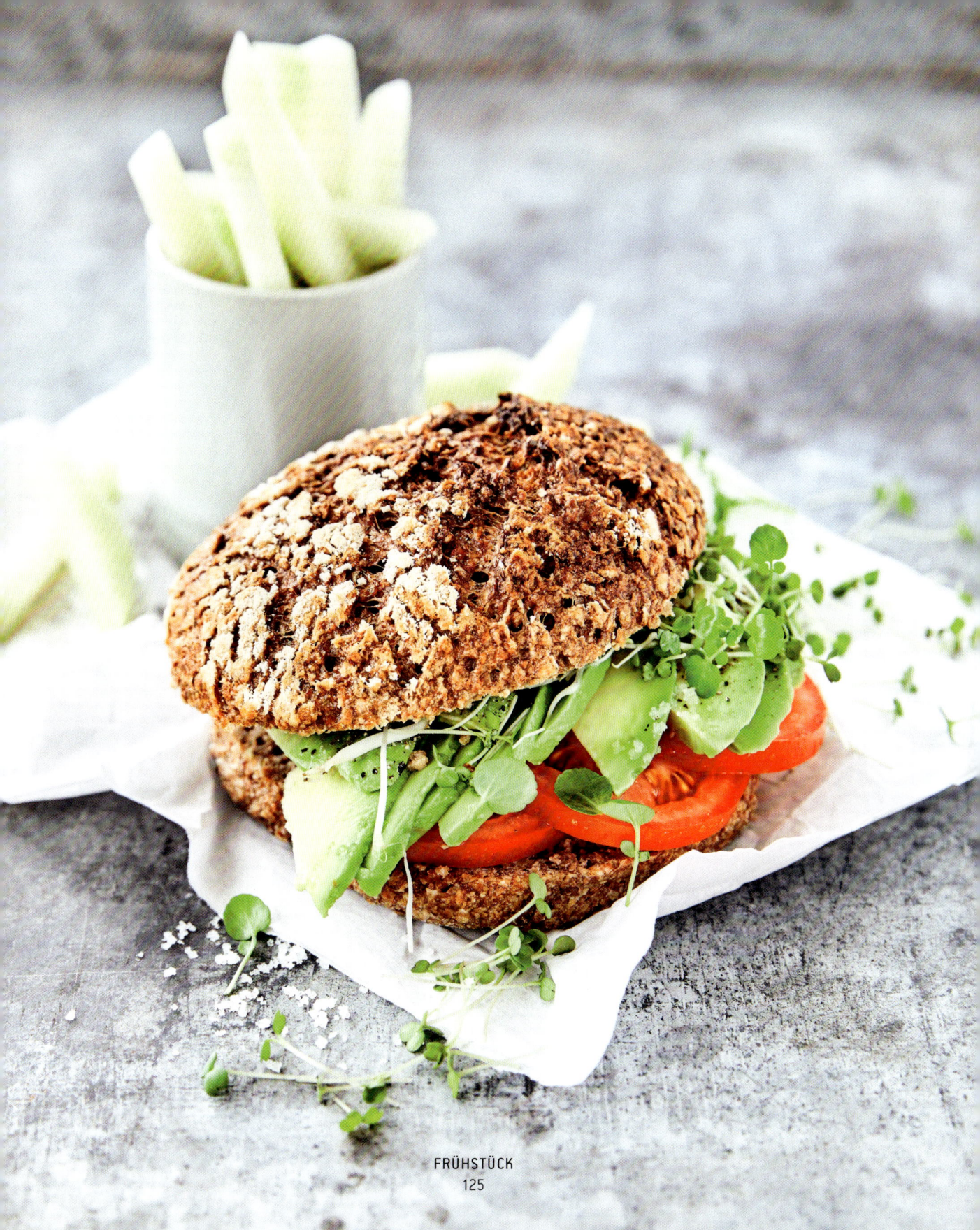

KOPFSALAT-WRAPS
mit Gemüsehirse

SUPER EASY UND SCHNELL VORZUBEREITEN UND IDEAL AUCH FÜR UNTERWEGS.

- 🍴 4 Personen
- 🕐 30 Min.
- 🔥 **503 kcal** (2417 kJ) pro Person

ZUTATEN

200 g Hirse

400 ml Gemüsebrühe

½ Gurke

1 gelbe Paprikaschote

1 Bund Frühlingszwiebeln

80 g in Öl eingelegte getrocknete Tomaten

200 g Schafkäse

3 EL Olivenöl

Saft von ½ Zitrone

Salz

Pfeffer

12 Blätter Kopfsalat

AUSSERDEM

ca. 12 Zahnstocher oder kleine Holzspieße

ZUBEREITUNG

» Die Hirse in einem Sieb unter fließend heißem Wasser waschen. Mit der Gemüsebrühe in einen Topf geben und aufkochen. Dann bei niedriger Hitze 7–10 Minuten köcheln lassen. Die Hirse vom Herd nehmen und zugedeckt noch 5 Minuten ausquellen lassen.

» Inzwischen die Gurke waschen und längs halbieren. Die Kerne mithilfe eines Löffels herauskratzen. Die Gurke waschen, vierteln und klein würfeln. Die Paprikaschote halbieren, Samen und weiße Trennwände entfernen. Die Paprika waschen und klein würfeln. Die Frühlingszwiebeln putzen, waschen und schräg in Ringe schneiden. Die Tomaten abtropfen lassen und klein schneiden.

» Das Gemüse mit der Hirse vermischen. Den Schafskäse klein bröckeln und untermischen. Alles mit Öl, Zitronensaft, Salz und Pfeffer abschmecken.

» Die Salatblätter waschen und trocken schütteln. Auf jedes Salatblatt 2–3 Esslöffel Gemüsehirse mittig platzieren. Die Seiten einschlagen und das Salatblatt vom Strunk her aufrollen. Mit einem Zahnstocher oder kleinen Holzspieß fixieren.

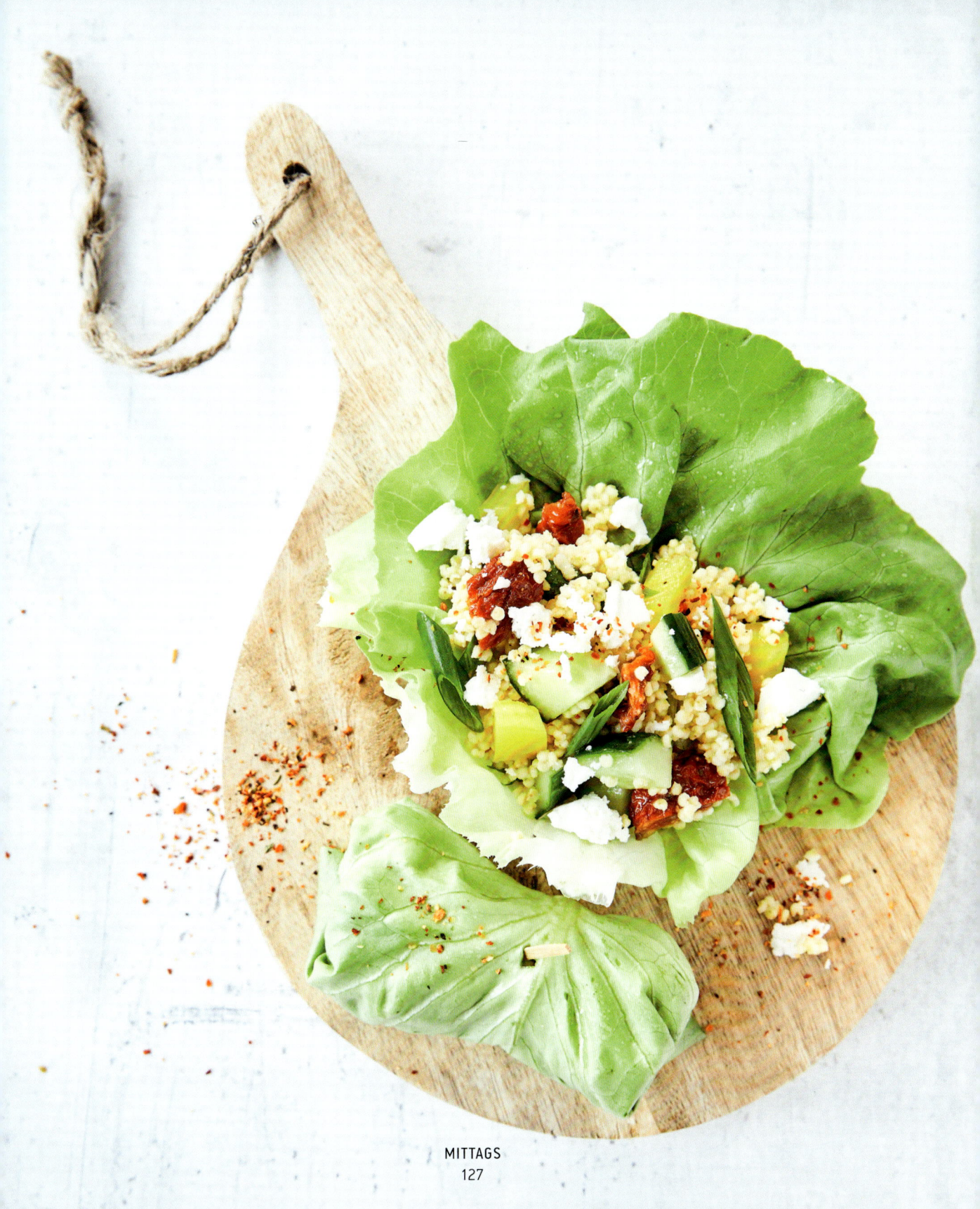

BUNTE GEMÜSESUPPE

mit Tofu to go

TOFU: DIE BELIEBTE EIWEISSQUELLE AUS ASIEN VERSORGT DEN KÖRPER MIT WERTVOLLEN AMINOSÄUREN.

🍴 2 Personen
🕐 15 Min.
🔥 **516 kcal** (2153 kJ) pro Person

ZUTATEN

100 g Dinkel-Mie-Nudeln
½ Knoblauchzehe
1 cm Ingwer
1 gelbe Paprika
50 g Champignons
½ Pak Choi
2 Frühlingszwiebeln
4 Stiele Koriandergrün
100 g Räuchertofu
2 TL Sesamöl
4 EL helle Sojasoße
Salz
2 EL Sesam

ZUBEREITUNG

» Die Mie-Nudeln nach Packungsangabe mit kochendem Wasser übergießen und 5–7 Minuten ziehen lassen (sie sollten noch bissfest sein, da die Nudeln beim Servieren noch mal garen). Abgießen und abtropfen lassen.

» Die Knoblauchzehe und den Ingwer schälen und fein hacken. Paprika waschen, Samen und weiße Trennwände entfernen und in Streifen schneiden. Pilze putzen und in Streifen schneiden. Pak Choi putzen, waschen und trocken schütteln. Die Blätter in Streifen schneiden. Frühlingszwiebeln putzen, waschen und schräg in Streifen schneiden. Koriandergrün waschen, trocken schütteln und die Blättchen abzupfen. Räuchertofu klein würfeln.

» Sesamöl, Sojasoße, Ingwer und Knoblauch verquirlen. Auf zwei hitzebeständige Schraubgläser (Inhalt ca. 500 ml) verteilen. Darauf die Mie-Nudeln, Räuchertofu, Pak Choi, Paprika, Pilze und Frühlingszwiebeln schichten. Das Gemüse salzen. Die Korianderblätter und den Sesam darüberstreuen.

» Das Glas verschließen und bis zum Verzehr in den Kühlschrank stellen.

» Jeweils 300–350 ml kochendes Wasser über die Zutaten in das Glas gießen. Umrühren und 2–4 Minuten ziehen lassen. Aus dem Glas löffeln.

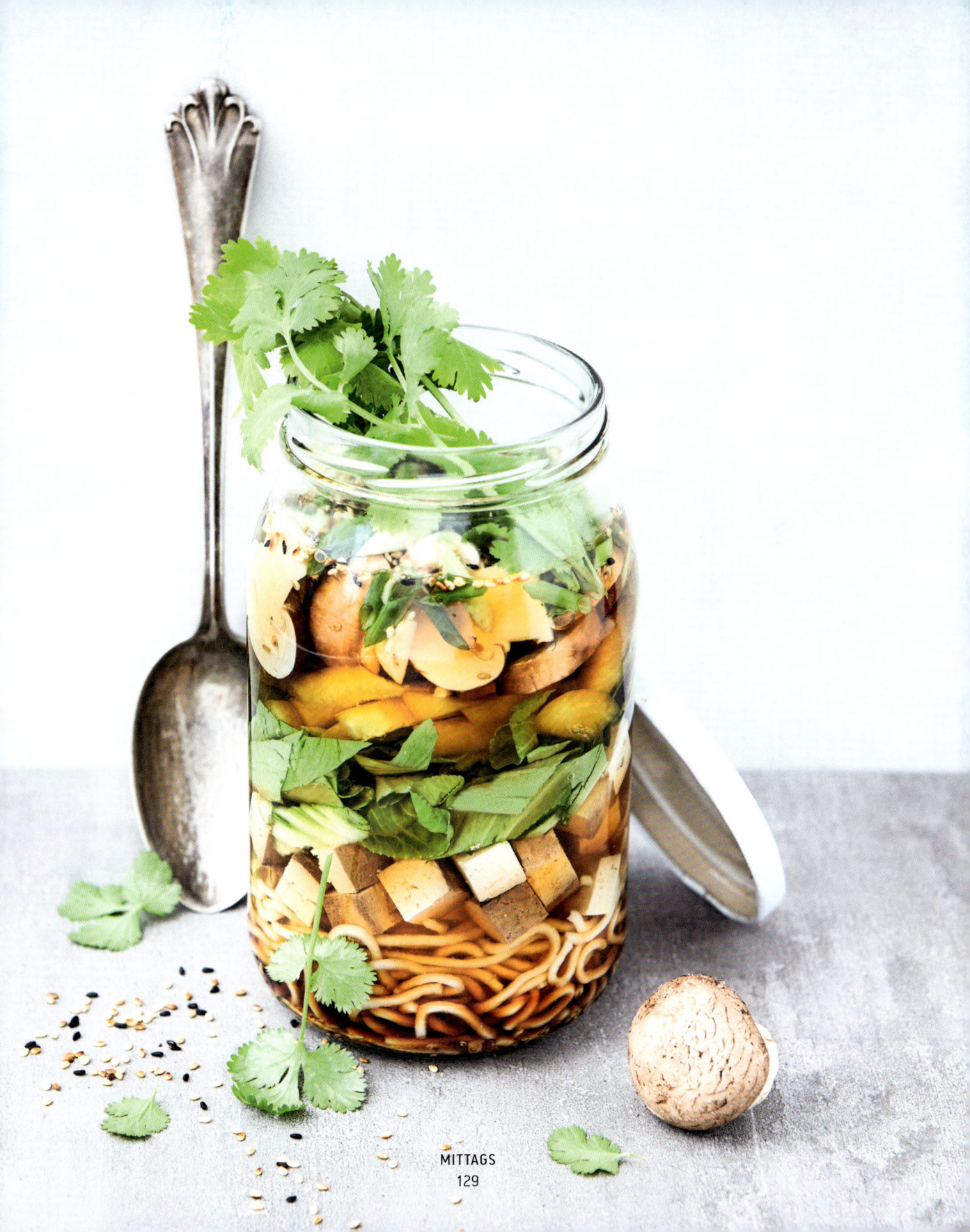

DINKELSPAGHETTI
mit Kurkuma-Hähnchen

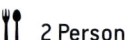

🍴 2 Personen

🕐 25 Min.

🔥 **611 kcal** (2561 kJ) pro Person

DINKEL BIETET MEHR MINERALSTOFFE UND VITAMINE ALS WEIZEN UND ENTHÄLT VIEL KIESELSÄURE.

ZUTATEN

2 Möhren

1 Knoblauchzehe

1 kleine Zwiebel

150 g Cocktailtomaten

100 g Baby-Blattspinat

10 Basilikumblätter

150 g Dinkelspaghetti

Salz

200 g Hähnchenbrust

2 EL Olivenöl

½ EL Kurkumapulver

Pfeffer

20 g geriebener Parmesan

Basilikum

ZUBEREITUNG

» Die Möhren schälen und grob raspeln. Die Knoblauchzehe und die Zwiebel schälen und fein hacken. Die Tomaten waschen und halbieren. Spinat und Basilikum waschen und trocken schütteln.

» Die Spaghetti in reichlich Salzwasser nach Packungsangabe bissfest kochen. Abgießen, dabei das Nudelwasser auffangen und etwa 50 ml Wasser aufheben.

» Die Hähnchenbrust in Streifen schneiden. In einer beschichteten Pfanne 1 Esslöffel Öl erhitzen und das Fleisch rundherum 3—4 Minuten anbraten. Das Kurkumapulver darüberstreuen und mit Salz und Pfeffer würzen. Das Fleisch herausnehmen.

» In der Pfanne das restliche Öl erhitzen und Knoblauch, Zwiebel und Möhren anbraten. Nudelwasser dazugießen, die Tomaten dazugeben und 2—3 Minuten garen. Die Spaghetti und den Spinat unterheben. Mit Salz und Pfeffer abschmecken. Auf zwei Teller verteilen und mit den Kurkuma-Hähnchenstreifen belegen. Parmesan und Basilikum darüberstreuen.

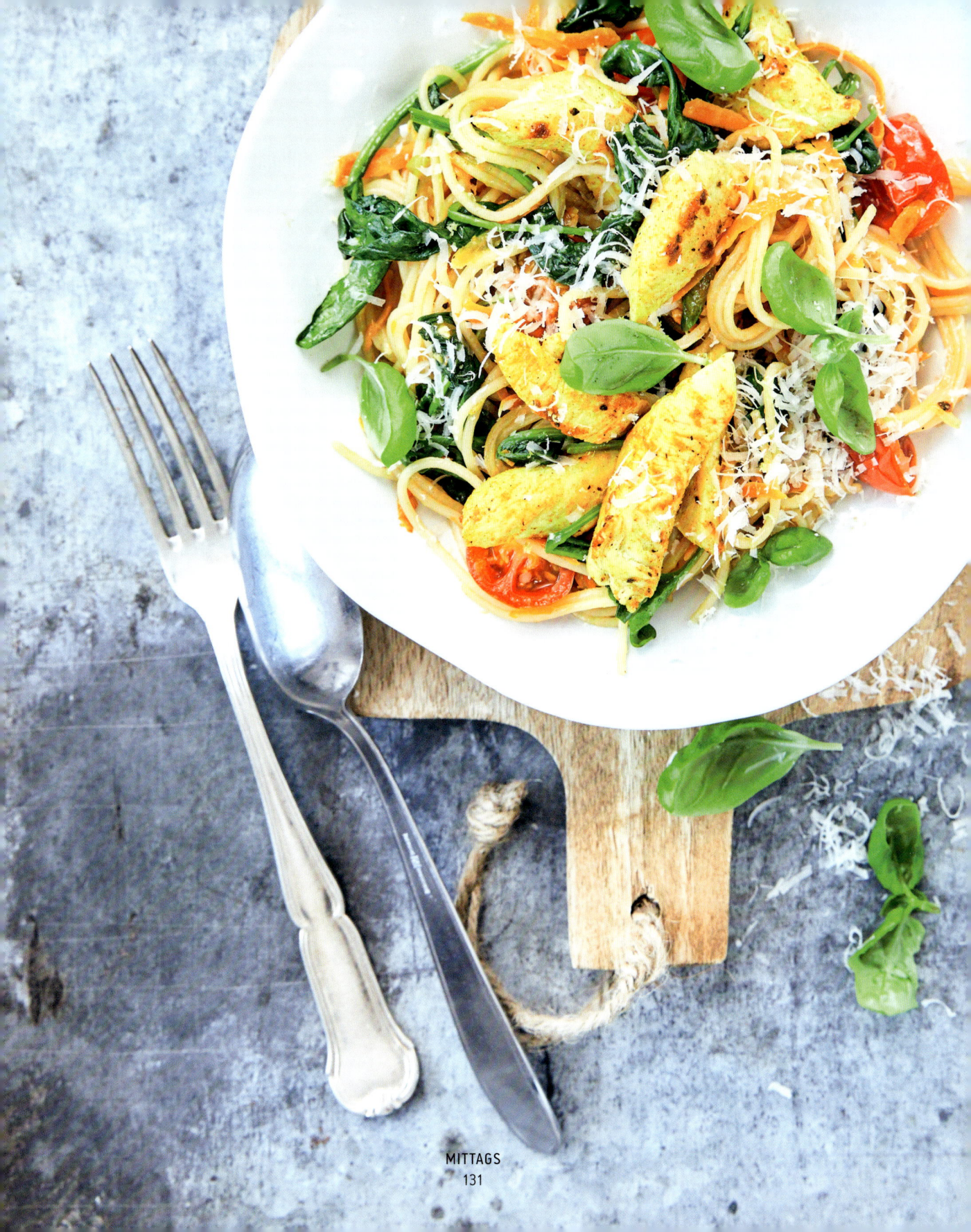

QUINOA-CHILI
Vegetarisch

DIESES VEGETARISCHE CHILI IST EINE LECKERE VARIANTE ZUM BELIEBTEN CHILI CON CARNE.

- 🍴 2 Personen
- 🕐 45 Min.
- 🔥 **658 kcal** (2751 kJ) pro Person

ZUTATEN

100 g Quinoa

½ Zwiebel

1 Knoblauchzehe

1 rote Chilischote

1 Möhre

2 Tomaten

1 EL Olivenöl

250 g passierte Tomaten aus dem Tetrapak

500 ml Gemüsebrühe

1 TL gemahlener Kümmel

1 TL Paprikapulver

Meersalz

Pfeffer

200 g schwarze oder weiße Bohnen, vorgekocht oder aus der Dose

1 Avocado

1 Handvoll Petersilienblätter

½ Zitrone

ZUBEREITUNG

» Quinoa in einem Sieb mit heißem Wasser abspülen und abtropfen lassen. Mit 250 ml Wasser aufkochen, dann bei geringer Hitze etwa 12 Minuten köcheln lassen, bis das Wasser aufgesogen ist.

» Inzwischen Zwiebel und Knoblauch schälen und in kleine Würfel schneiden. Die Chilischote putzen, waschen und mit den Samen klein hacken. Die Möhre schälen und klein schneiden. Die Tomaten waschen, von den Stielansätzen befreien und klein schneiden.

» Olivenöl in einer großen Pfanne erhitzen, Zwiebel, Knoblauch und Chili darin 2 Minuten anbraten. Frische Tomaten und passierte Tomaten dazugeben und kurz mitbraten. Mit Brühe aufgießen, alles verrühren und aufkochen. Mit Kümmel, Paprikapulver, Meersalz und Pfeffer würzen. Alles zugedeckt bei mittlerer Hitze 10 Minuten köcheln lassen. Quinoa dazugeben und unterrühren.

» Die Bohnen in einem Sieb abspülen und gut abtropfen lassen. Die Bohnen zum Chili geben und 5 Minuten mitkochen. Die Avocado halbieren und den Stein entfernen. Die Hälften schälen und das Fruchtfleisch klein würfeln. Die Petersilie waschen, trocken tupfen und klein hacken. Den Saft der Zitrone auspressen. Zitronensaft, Avocado und Petersilie unter das Chili rühren.

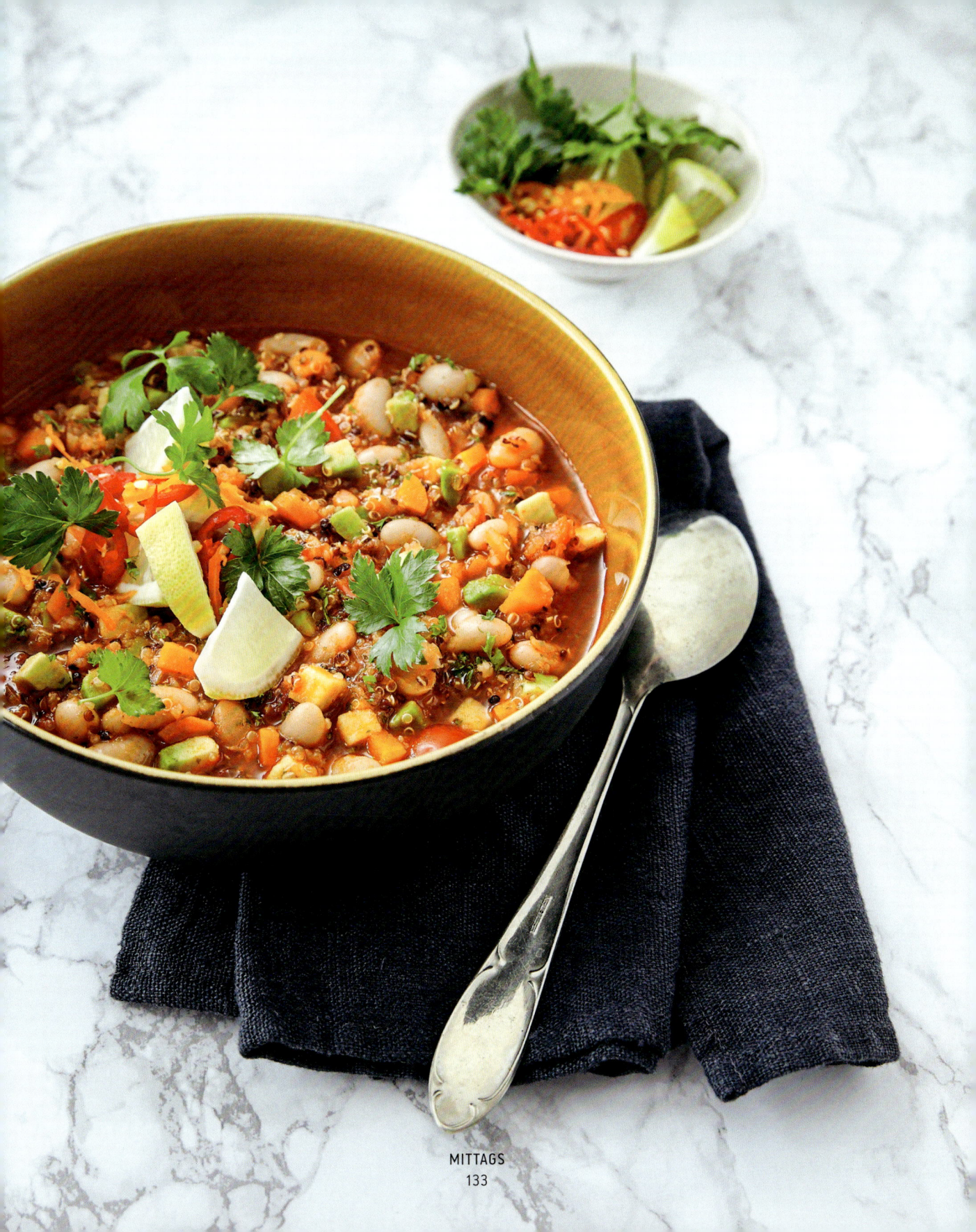

KARTOFFEL-GNOCCHI
mit Zucchini-Pesto

EINE ABWECHSLUNSREICHE PESTO-VARIANTE, DIE IM HANDUMDREHEN SELBSTGEMACHT IST.

- 4 Personen
- 50 Min.
- **614 kcal** (2571 kJ) pro Person

ZUTATEN

FÜR DIE GNOCCHI

1 kg mehlig kochende Kartoffeln, Salz

1 Eigelb

ca. 120 g Dinkelmehl (Type 630)

Muskatnuss

FÜR DAS PESTO

500 g Zucchini

50 g Pinienkerne

1 Knoblauchzehe

½ Bund Basilikum

6 EL Olivenöl

50 g geriebener Parmesan

Salz

Pfeffer

AUSSERDEM

Mehl zum Arbeiten

frisch geriebener Parmesan zum Servieren

ZUBEREITUNG

» Für die Gnocchi die Kartoffeln waschen und in wenig Salzwasser etwa 20 Minuten weich kochen. Danach abgießen und ausdampfen lassen. Inzwischen für das Pesto Zucchini putzen, waschen und klein würfeln. Pinienkerne in einer Pfanne ohne Fett rösten, herausnehmen und abkühlen lassen. Knoblauch schälen und hacken. Basilikum waschen, trocken schütteln und grob zerkleinern.

» In einer Pfanne 3 Esslöffel Öl erhitzen und den Knoblauch darin anschwitzen. Die Zucchini zugeben und 3—4 Minuten anbraten. Alles abkühlen lassen. Im Blitzhacker Zucchini, Basilikum und Pinienkerne fein mixen. Parmesan unterrühren und das restliche Öl dazugießen. Mit Salz und Pfeffer würzen.

» Die Kartoffeln pellen, durch eine Kartoffelpresse drücken oder mit einem Stampfer zerdrücken und in eine Schüssel geben. Eigelb und Mehl zufügen, mit Salz und Muskatnuss würzen und alles mit den Händen zu einem geschmeidigen Teig verkneten. Kurz ruhen lassen, falls nötig, mehr Mehl unterkneten.

» Reichlich Salzwasser in einem großen Topf aufkochen. Den Teig vierteln und mit bemehlten Händen vorsichtig zu vier Rollen formen (à ca. 40 cm), diese in 2 cm breite Stücke schneiden. Nach Belieben für die typische Gnocchi-Form die Teigstücke mit einem Gabelrücken leicht eindrücken. Dann auf ein bemehltes Brett geben.

» Die Gnocchi portionsweise im siedenden Salzwasser garen, bis sie an die Oberfläche steigen. Mit einer Schaumkelle herausheben und abtropfen lassen. Zum Servieren mit dem Pesto vermischen und mit Parmesan bestreuen.

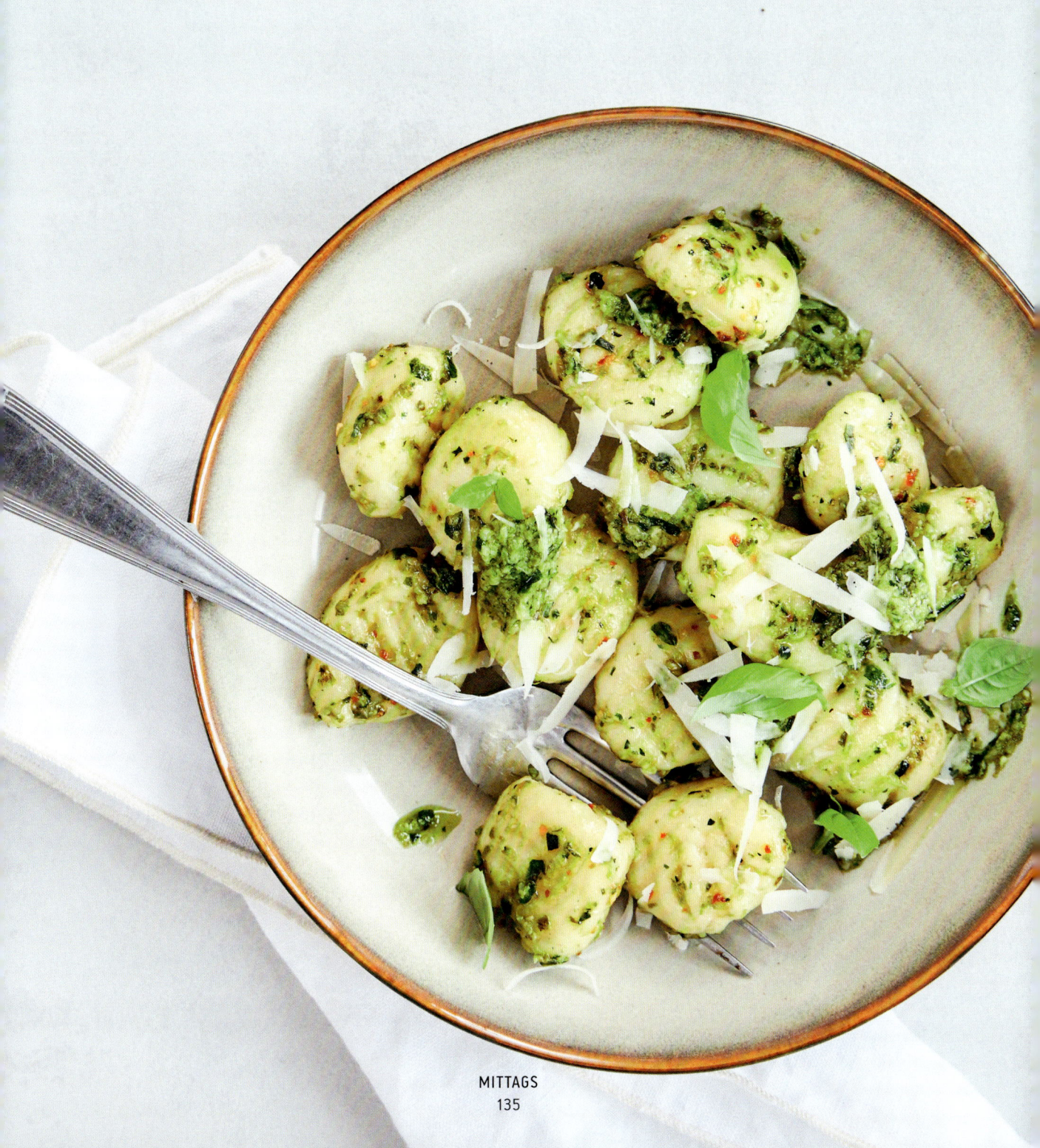

MARINIERTER LACHS
mit Gemüse & Blumenkohlreis

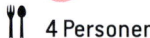 4 Personen

🕐 45 Min.

🔥 **654 kcal** (2765 kJ) pro Person

LACHS ALS IDEALE QUELLE FÜR MEHRFACH UNGESÄT-TIGTE OMEGA-3-FETTSÄUREN, JOD UND EIWEISS.

ZUTATEN

FÜR DAS GEMÜSE

1 Stück Ingwer (3 cm lang)

2 Knollen Fenchel

400 g Möhren

4 EL Olivenöl

100 ml Gemüsebrühe

Salz

Pfeffer

Für den Fisch

2 Limetten

3 EL Sojasoße

Salz, Pfeffer

4 Lachsfilets (à ca. 150 g)

FÜR DEN BLUMENKOHLREIS

1 Blumenkohl

½ Granatapfel

2 EL Olivenöl

Salz

Pfeffer

ZUBEREITUNG

» Für das Gemüse den Backofen auf 200 °C (Ober-/Unterhitze) vorheizen.

» Den Fenchel putzen, waschen und in dünne Scheiben hobeln oder schneiden. Das Fenchelgrün klein hacken und beiseitelegen. Die Möhren schälen und schräg in dünne Scheiben hobeln oder schneiden. Das Gemüse in der Auflaufform verteilen, mit dem Öl beträufeln und die Gemüsebrühe dazugießen. Mit Salz und Pfeffer würzen und im Ofen auf der mittleren Schiene etwa 15 Minuten backen. Herausnehmen und den Ofen nicht ausschalten.

» Inzwischen für den Fisch den Ingwer schälen und fein hacken. Die Limetten halbieren und auspressen. Ingwer, Limettensaft und Sojasoße vermischen. Mit Salz und Pfeffer abschmecken. Die Lachsfilets waschen und trocken tupfen, dann in der Marinade zugedeckt 10 Minuten ziehen lassen.

» Den Blumenkohl putzen, waschen und in Röschen teilen. Dann mit einer Küchenreibe fein raspeln. Den Granatapfel halbieren und die Kerne herauslösen.

» Die Lachsfilets aus der Marinade nehmen und auf das Fenchel-Möhren-Gemüse legen. Weitere 10 Minuten im Ofen garen. Herausnehmen und warm halten.

» In einer Pfanne das Öl erhitzen und den Blumenkohlreis darin anschwitzen. Mit Salz und Pfeffer würzen und 3—4 Minuten unter Rühren anbraten. Fenchelgrün und Granatapfelkerne untermischen und nochmals abschmecken. Die Lachsfilets mit Fenchel-Möhren-Gemüse und Blumenkohlreis servieren.

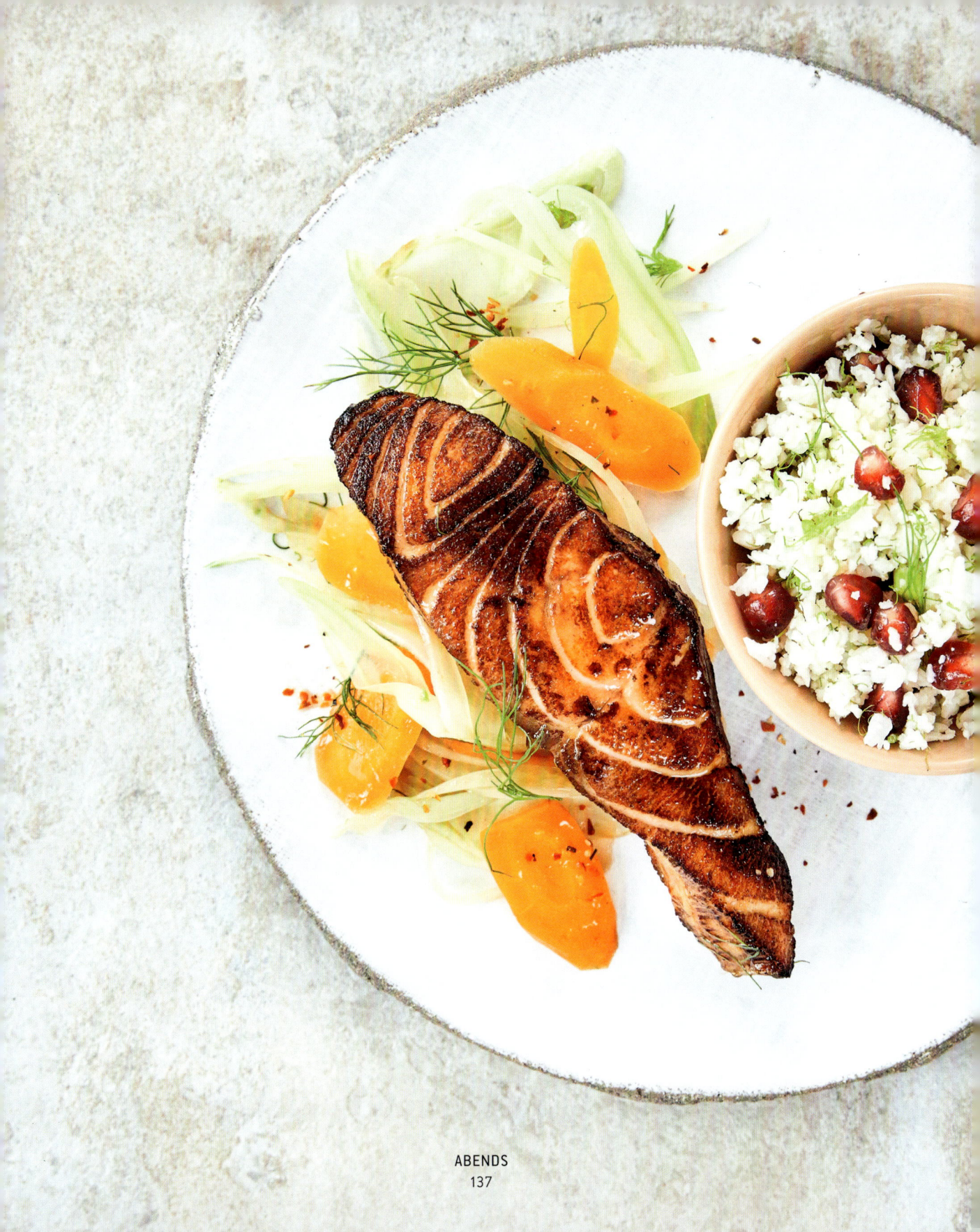

WILDKRÄUTERSALAT
mit Ananas & Hähnchenbrust

EINE SUPERLECKERE KOMBINATION MIT ZUTAEN, DIE VIELE NÄHRSTOFFE ENTHALTEN UND DIR GUTTUN.

- 2 Personen
- 30 Min.
- **558 kcal** (2339 kJ) pro Person

ZUTATEN

3 Handvoll Wildkräutersalat

200 g Cocktailtomaten

1 Avocado

4 Scheiben frische Ananas

1 EL Kokosöl

2 Hähnchenbrustfilets à 150 g

Meersalz

Pfeffer

2 EL Apfelessig

1 EL Olivenöl

ZUBEREITUNG

» Den Salat verlesen, waschen, trocken schleudern und mundgerecht zerzupfen. Die Tomaten waschen und halbieren. Die Avocado halbieren und den Stein entfernen. Das Fruchtfleisch mit einem Löffel aus der Schale lösen und in Würfel schneiden. Salat, Tomaten und Avocado in eine Schüssel geben.

» Die Ananasscheiben schälen. Eine Pfanne heiß werden lassen. Die Scheiben darin auf jeder Seite 1–2 Minuten anbraten, bis sie leicht angebräunt sind. Dann herausnehmen.

» Die Hähnchenbrustfilets salzen und pfeffern, dann in dieselbe Pfanne geben und auf jeder Seite 5 Minuten braten. Anschließend herausnehmen und in Scheiben schneiden.

» Für das Dressing Essig mit Olivenöl, Salz und Pfeffer verrühren. Das Dressing unter den Salat mischen. Den Salat auf zwei Tellern anrichten. Ananas und Hähnchenbrustscheiben drauflegen und den Salat servieren.

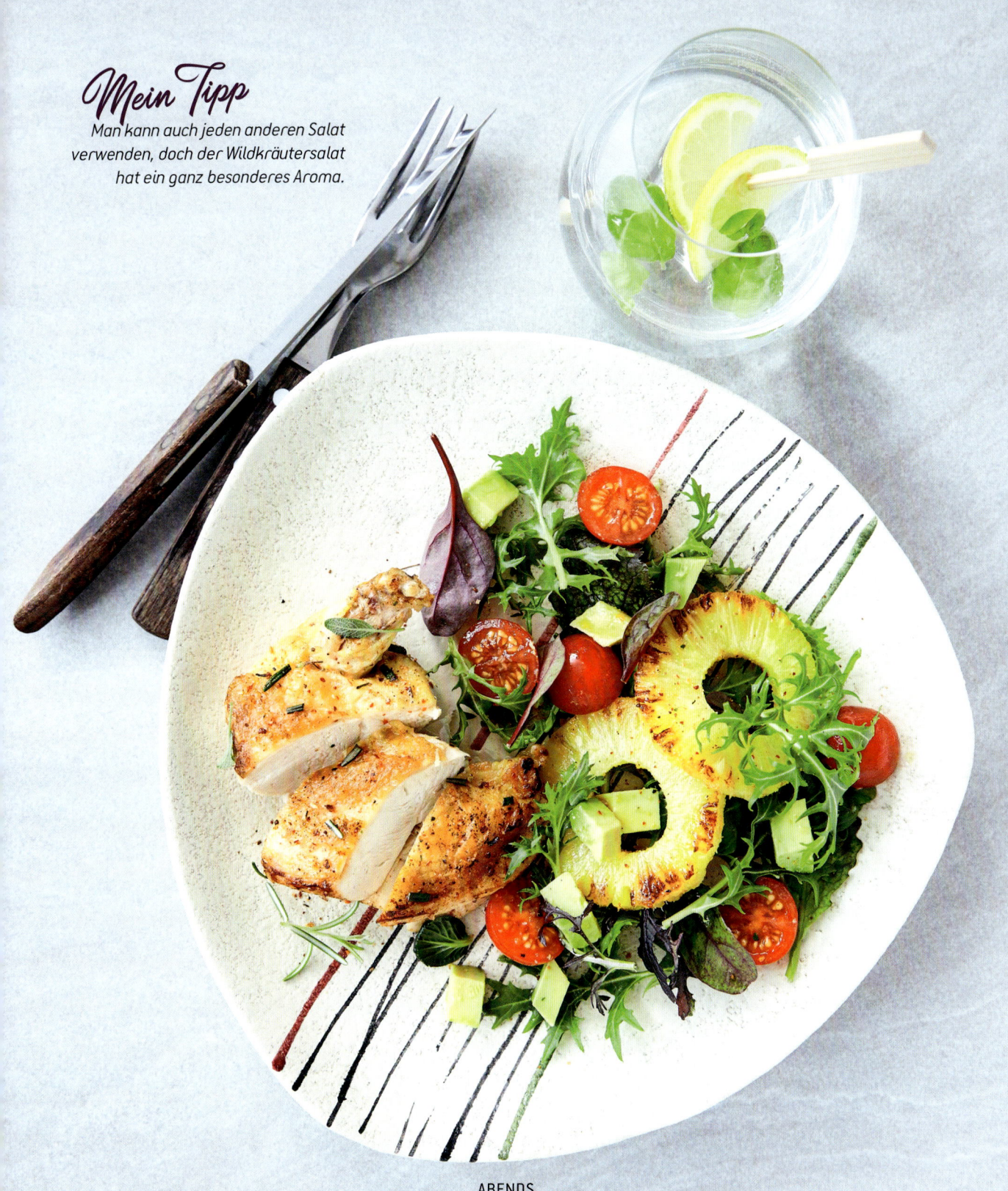

Mein Tipp

Man kann auch jeden anderen Salat verwenden, doch der Wildkräutersalat hat ein ganz besonderes Aroma.

QUINOAPFANNE
mit Edamame

- 2 Personen
- 30 Min.
- 377 kcal (2031 kJ) pro Person

KOHLENHYDRATE AUS QUINOA SIND KALORIENARM UND HEBEN DEN BLUTZUCKERSPIEGEL NUR SANFT AN.

ZUTATEN

120 g Quinoa

1 Knoblauchzehe

1 rote Chilischote

2 Frühlingszwiebeln

2 mittelgroße Möhren

100 g Edamame
(TK oder aus der Dose)

1 EL Olivenöl

½ TL gemahlener Kreuzkümmel

Salz

Pfeffer

50 g gemischte Sprossen
(z. B. Alfalfa, Linsen, Rettich)

ZUBEREITUNG

» Die Quinoa in einem Sieb unter fließendem heißem Wasser waschen und abtropfen lassen.

» Die Knoblauchzehe schälen und fein hacken. Die Chilischote waschen, putzen und fein hacken. Die Frühlingszwiebel waschen, putzen und schräg in feine Ringe schneiden. Die Möhren schälen und in feine Scheiben schneiden. Die Edamame ggf. auftauen lassen oder abspülen und abtropfen lassen.

» In einem Topf das Öl erhitzen und den Knoblauch anschwitzen. Chilischote, Frühlingszwiebel und Möhren dazugeben. Mit Kreuzkümmel würzen und unter Rühren 3—4 Minuten anbraten. Die Quinoa zugeben. Mit 300 ml Wasser aufgießen und bei schwacher Hitze 20 Minuten köcheln lassen. Dabei gelegentlich umrühren.

» Die Edamame hinzugeben und zugedeckt 5 Minuten ausquellen lassen. Mit Salz und Pfeffer abschmecken. Die Sprossen darüberstreuen und servieren.

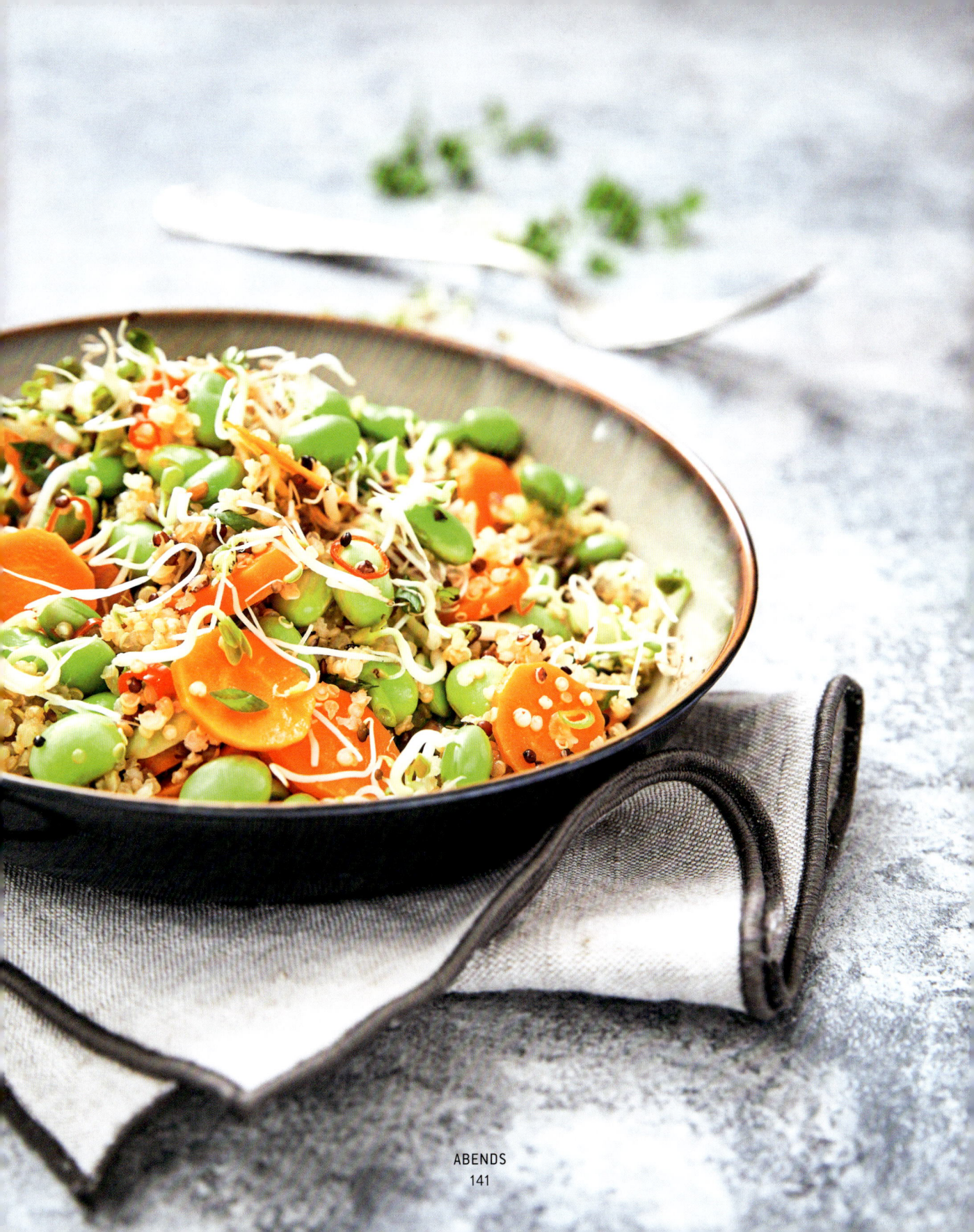

KOKOS-CURRY
mit Hähnchen

DER GESUNDE KLASSIKER MIT JEDER
MENGE ABWECHSLUNG AUF DEM TELLER.

- 2 Personen
- 30 Min.
- 303 kcal (2519 kJ) pro Person

ZUTATEN

1 Stück Ingwer (2 cm lang)

1 Zwiebel

1 Knoblauchzehe

250 g Hokkaido-Kürbis

½ Brokkoli

250 g Hähnchenfilet

2 EL Kokosöl

1 TL Currypulver

1 TL Kurkumapulver

400 g leichte Kokosmilch

Salz

Pfeffer

½ Bund Koriandergrün

ZUBEREITUNG

» Den Ingwer, die Zwiebel und die Knoblauchzehe schälen und fein hacken. Den Kürbis waschen, entkernen und klein würfeln. Den Brokkoli putzen, waschen und in Röschen teilen. Das Hähnchen klein schneiden.

» In einem großen Topf das Öl erhitzen und Knoblauch, Zwiebel und Ingwer glasig anschwitzen. Das Fleisch dazugeben und rundherum anbraten. Das Curry- und das Kurkumapulver darüberstreuen und den Kürbis kurz anbraten. Mit der Kokosmilch aufgießen. Aufkochen und zugedeckt bei mittlerer Hitze 15 Minuten köcheln lassen, salzen und pfeffern. Den Brokkoli hinzufügen und weitere 5 Minuten köcheln lassen. Das Curry nochmals abschmecken. Das Koriandergrün waschen, trocken schütteln und fein hacken, das Curry damit bestreuen und servieren.

Mein Tipp

Vegetarier und Veganer tauschen das Hähnchen durch Räuchertofu, der mit seinen Vitalstoffen ebenfalls Haut und Haaren schmeichelt.

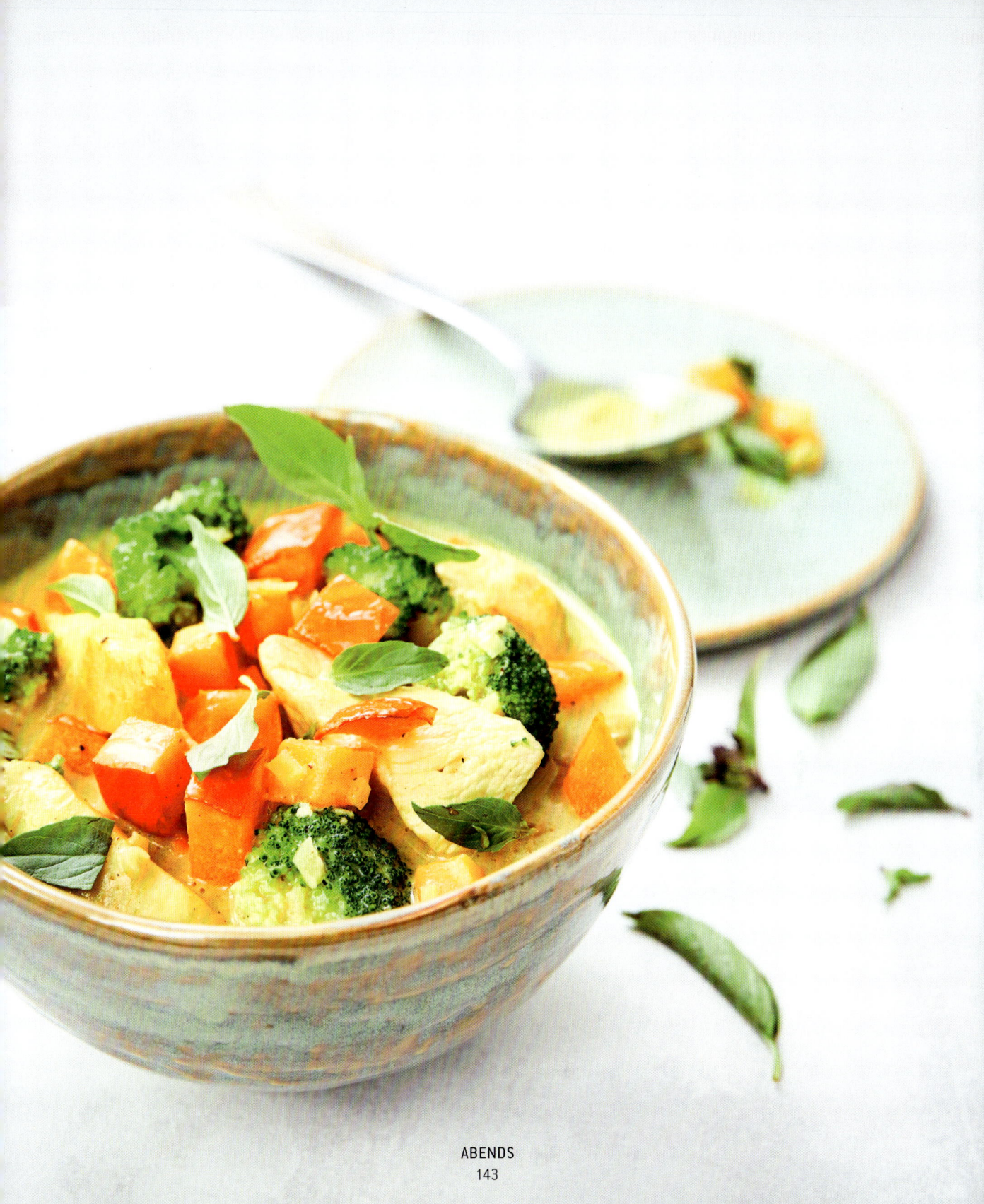

SOMMERROLLEN
mit Mango & Avocado

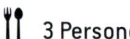 3 Personen

🕐 30 Min.

🔥 **653 kcal** (2737 kJ) pro Person

DAS PEFEKTE FINGERFOOD UND EIN ERFRISCHENDER BEAUTY-SOMMERGRUSS NICHT NUR FÜR HEISSE TAGE.

ZUTATEN

100 g Glasnudeln

½ Mango

½ Salatgurke

2 rote Paprika

1 Avocado

½ Zitrone

½ Bund Minze

½ Bund Koriandergrün

12 Blatt rundes Reispapier
(22 cm; Asialaden)

2–3 EL Sesam

FÜR DEN DIP

1 Limette

1 kleine rote Chilischote

1 Stück Ingwer (2 cm lang)

1 EL Reisessig

1 EL Agavendicksaft

2–3 EL Sojasoße

ZUBEREITUNG

» Die Glasnudeln in reichlich heißem Wasser etwa 15 Minuten einweichen. Abseihen, abschrecken, abtropfen lassen und nach Belieben mithilfe einer Schere klein schneiden.

» Die Mango schälen, das Fruchtfleisch vom Kern schneiden und in dünne Streifen schneiden. Die Gurke waschen und in dünne Stifte schneiden. Die Paprika waschen, halbieren, Samen und weiße Trennwände entfernen. Die Paprika in Streifen schneiden. Die Avocado halbieren und den Kern entfernen. Fruchtfleisch mithilfe eines Löffels herauslösen und in Streifen schneiden. Die Zitrone auspressen und Avocado damit beträufeln. Die Kräuter waschen, trocken schütteln und Blätter von den Stielen zupfen.

» Für den Dip die Limette halbieren und auspressen. Die Chilischote waschen, halbieren, Samen und weiße Trennwände entfernen. Die Chilischote klein hacken. Den Ingwer schälen und fein hacken. Limettensaft, gehackte Chilischote, Ingwer, Reisessig und Agavendicksaft gut verrühren. Vorsichtig mit Sojasoße abschmecken.

» Einen tiefen Teller mit Wasser füllen und ein feuchtes Geschirrtuch auf der Arbeitsfläche ausbreiten. 1 Blatt Reispapier in Wasser tunken und auf das Geschirrtuch legen. In die Mitte des Blattes horizontal Paprika-, Gurken-, Mango- und Avocadostreifen darauf verteilen. Minze- und Korianderblätter darauflegen. Mit Sesam bestreuen. Den unteren und die seitlichen Ränder des Reispapiers über die Füllung schlagen und alles sehr eng aufrollen.

» Die Sommerrollen mit dem Dip servieren.

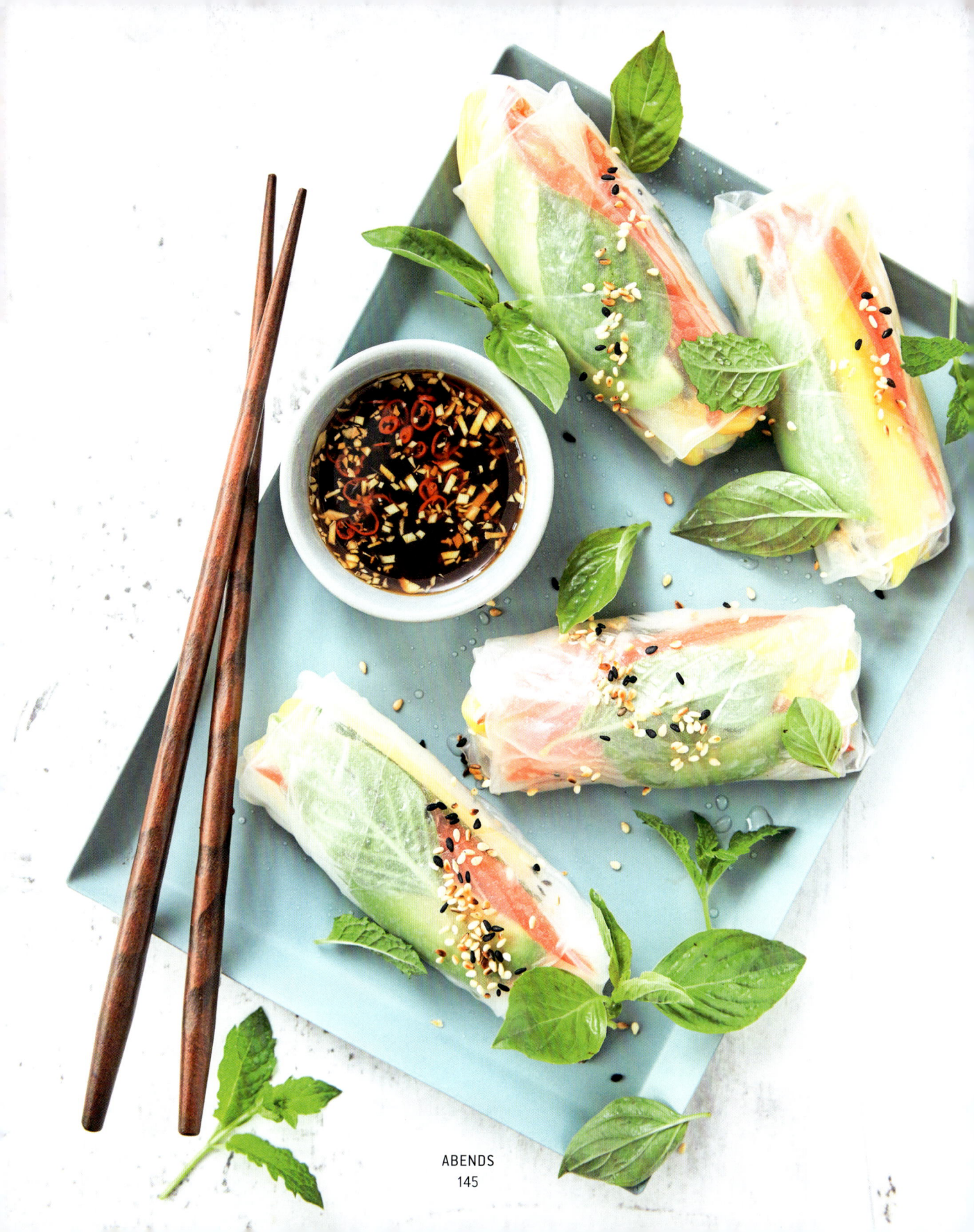

DINKEL-FOCACCIA
mit Oliven & Tomaten

🍴 8 Stück

🕐 60 Min. (+ 75 Min. Gehen)

🔥 605 kcal (2530 kJ) pro Stück

DAS SAFTIGE FLADENBROT AUS ITALIEN KANN ALS BEILAGE ODER EIGENSTÄNDIGES GERICHT SERVIERT WERDEN.

ZUTATEN

FÜR DEN TEIG
400 g Weizenmehl (Type 405)

600 g Dinkelvollkornmehl

3 TL Salz

1 Würfel Hefe (42 g)

100 ml Olivenöl

3 EL Honig

FÜR DEN BELAG
24 Kirschtomaten (ca. 250 g)

4 Stiele Basilikum

80 g schwarze Oliven, entsteint

grobes Meersalz

Pfeffer

AUSSERDEM
Mehl für die Arbeitsfläche

Olivenöl für die Schüssel und zum Beträufeln

ZUBEREITUNG

» Für den Teig in einer Schüssel beide Mehlsorten mischen und in die Mitte eine tiefe Mulde drücken. Das Salz auf dem Mehlrand verteilen. Die Hefe in eine Schüssel bröckeln und 600 ml warmes Wasser zufügen. Öl und Honig dazugeben und alles verrühren, bis sich die Hefe aufgelöst hat. Die Hefemischung in die Mulde gießen und langsam nach und nach das Mehl vom Rand mit der Flüssigkeit verrühren.

» Alles zu einem kompakten Teig verarbeiten und auf der leicht bemehlten Arbeitsfläche etwa 5 Minuten kräftig durchkneten. Den Teig in einer mit etwas Öl ausgestrichenen Schüssel zugedeckt an einem warmen Ort etwa 45 Minuten gehen lassen.

» Den Backofen auf 220 °C (Ober-/Unterhitze) vorheizen. Zwei Backbleche mit Backpapier auslegen. Den Teig achteln und jeweils auf der leicht bemehlten Arbeitsfläche zu einem flachen Fladen drücken. Nebeneinander auf die Bleche legen und zugedeckt nochmals 30 Minuten gehen lassen.

» Inzwischen die Tomaten waschen und je nach Größe halbieren. Das Basilikum waschen, trocken schütteln und die Blätter abzupfen. Die Teigfladen mit einer Gabel mehrmals einstechen, mit Tomaten und Oliven belegen und diese leicht andrücken. Mit Öl beträufeln, mit Meersalz bestreuen und mit Pfeffer würzen. Die Focacce im Ofen auf der mittleren Schiene 8–10 Minuten backen. Mit Basilikum bestreut servieren.

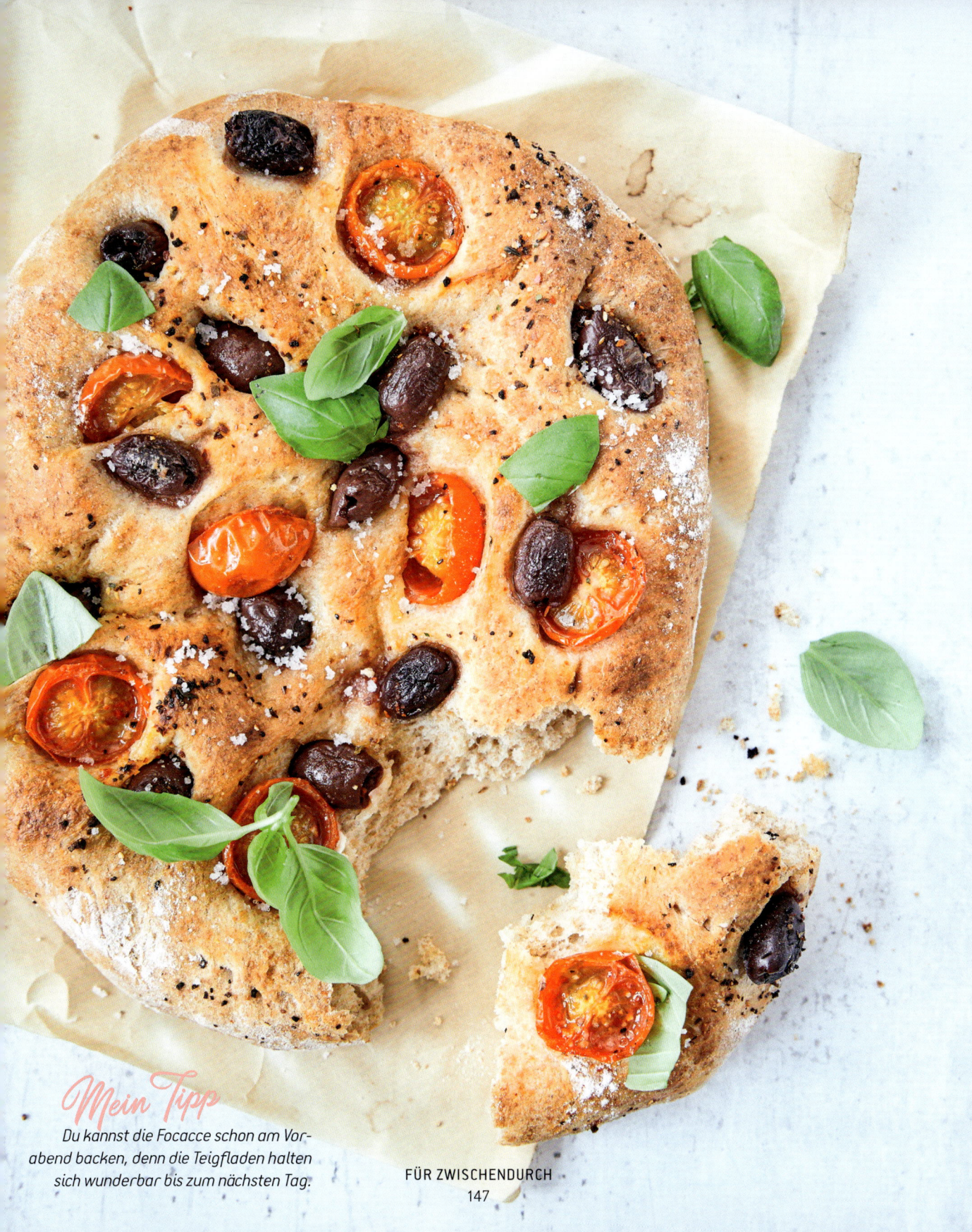

Mein Tipp

*Du kannst die Focacce schon am Vor-
abend backen, denn die Teigfladen halten
sich wunderbar bis zum nächsten Tag.*

ERDBEER-TIRAMISU
mit Vanille

MIT DER LEICHTEN VARIANTE DES GENIALEN KLASSIKERS
DEN SOMMER IN VOLLEN ZÜGEN GENIESSEN.

 4 Personen

 20 Min. (+30 Min. Kühlen)

 777 kcal (3222 kJ) pro Person

ZUTATEN

500 g Erdbeeren
1 Vanilleschote
500 g Mascarpone
250 g Magerquark
50 g Rohrohrzucker
100 g Löffelbiskuits
200 ml frisch gepresster Orangensaft

ZUBEREITUNG

» Die Erdbeeren waschen und vier schöne Früchte zum Garnieren beiseitelegen. Von den restlichen Erdbeeren den Stielansatz entfernen, die Beeren trocken tupfen und in Scheiben schneiden.

» Die Vanilleschote mit einem scharfen Messer längs aufschlitzen und das Mark herauskratzen. Vanillemark mit Mascarpone, Quark und Zucker cremig rühren.

» Die Löffelbiskuits in einen Gefrierbeutel geben und mit einem Nudelholz darüberrollen, bis die Kekse bröselig sind. Die Biskuitbrösel mit dem Orangensaft vermischen.

» Die Hälfte der Brösel auf vier Dessertgläser verteilen. Die Hälfte der Creme daraufgeben und mit der Hälfte der Erdbeeren überlappend belegen. Jeweils mit einer weiteren Schicht Biskuitbröseln, Creme und Erdbeeren fortfahren.

» Die Tiramisu-Gläser zum Durchziehen 30 Minuten in den Kühlschrank stellen. Dann, mit je 1 Erdbeere garniert, servieren.

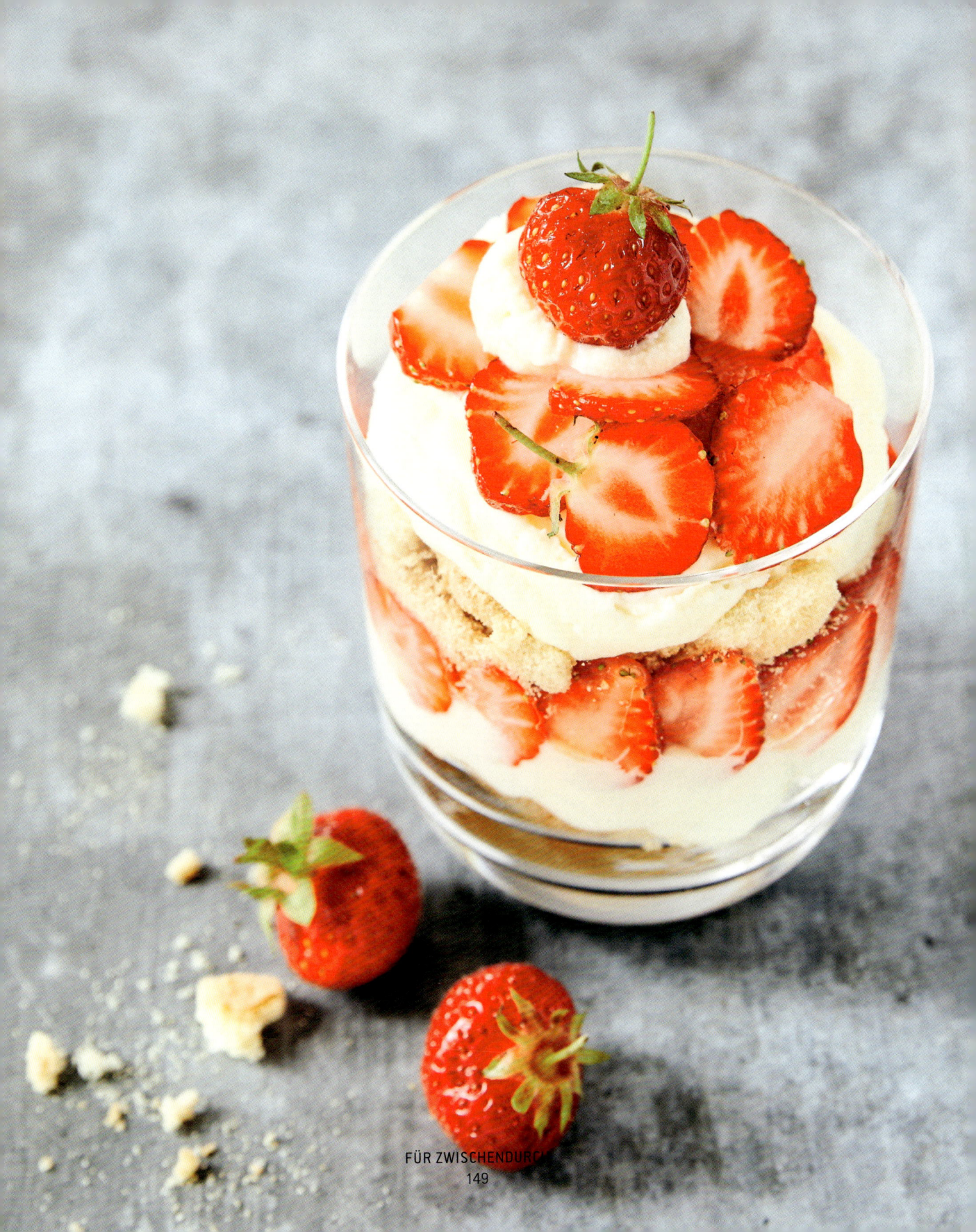

ZUCCHINI-FRITTATA
mit Spinat

ALLESKÖNNER ZUCCHINI: REICH AN MINERALSTOFFEN, KALZIUM, EISEN, BETA-CAROTIN UND VITAMIN C.

🍴 4 Personen

🕐 40 Min.

🔥 **390 kcal** (1633 kJ) pro Person

ZUTATEN

1 kleine Zucchini

500 g frischer Spinat

1 Knoblauchzehe

80 g Bergkäse

6 Eier (Größe M)

200 g Sauerrahm

Salz

Pfeffer

3 EL Olivenöl

1 Bund Schnittlauch

ZUBEREITUNG

» Die Zucchini putzen, waschen und in dünne Scheiben hobeln oder schneiden. Den Spinat putzen, waschen und trocken schütteln. Die Knoblauchzehe schälen und fein hacken. Den Bergkäse reiben. Die Eier und den Sauerrahm verrühren. Den Käse zugeben und die Eiermasse mit Salz und Pfeffer würzen.

» Den Backofen auf 180 °C (Umluft) vorheizen. In einer ofenfesten beschichteten Pfanne 2 Esslöffel Öl erhitzen und die Knoblauchzehe darin anschwitzen. Den Spinat zugeben und 3–4 Minuten zusammenfallen lassen. Mit Salz und Pfeffer würzen. Herausnehmen, abtropfen lassen und beiseitestellen.

» Die Pfanne auswischen und das restliche Öl darin erhitzen. Die Zucchinischeiben anbraten, mit Salz und Pfeffer würzen.

» Spinat gründlich ausdrücken, grob zerkleinern und über die Zucchinischeiben schichten. Die Eiermasse darübergießen.

» Die Frittata im Ofen auf der mittleren Schiene 15–18 Minuten stocken lassen. Den Schnittlauch waschen, trocken schütteln und in feine Röllchen schneiden. Die Frittata aus dem Ofen nehmen und auf einen großen Teller stürzen, in Stücke schneiden und, mit Schnittlauch bestreut, servieren.

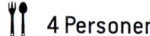

Mein Tipp

Die Spinat-Zucchini-Frittata lässt sich prima mitnehmen und schmeckt auch kalt sehr gut.

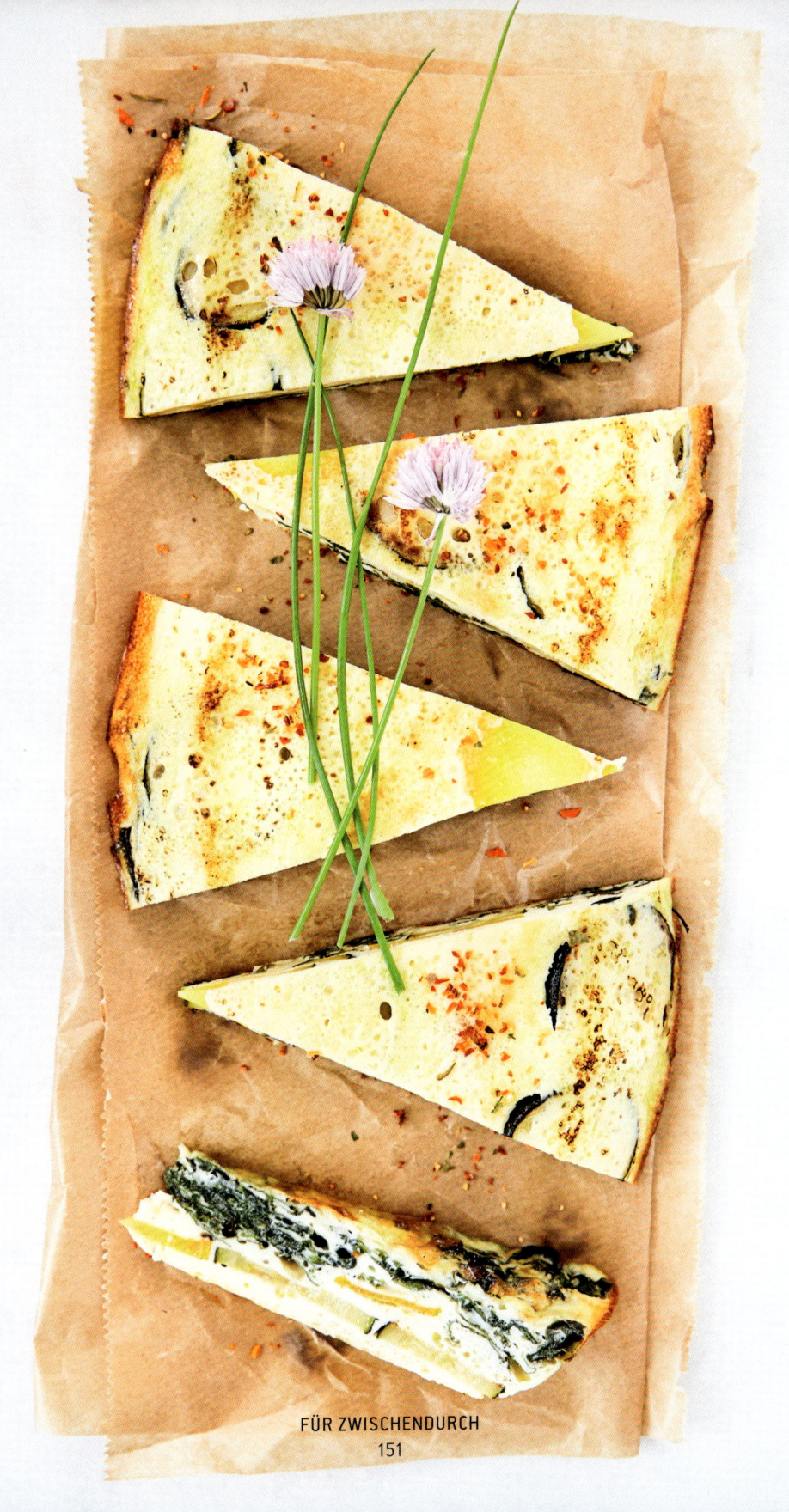

KOKOS-TOFFEES
mit Zitrone

EIN LECKERER SOMMERSNACK ZUM KAFFEE ODER FÜR DEN SÜSSHUNGER ZWISCHENDURCH.

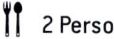 2 Personen

🕐 10 Min. (+ Gefrierzeit)

🔥 **46 kcal** (191 kJ) pro Stück

ZUTATEN

1 Bio-Zitrone

1 Banane

150 g Kokosraspel

60 ml Kokosöl

75 ml Kokoscreme

AUSSERDEM

eine 24er-Mini-Muffinform

ZUBEREITUNG

» Die Zitrone waschen und abtrocknen, die Schale abreiben und den Saft auspressen. Die Banane schälen und auf einem Teller mit einer Gabel zerdrücken.

» Zitronenabrieb und -saft, Banane, Kokosraspel, Kokosöl und Kokoscreme in eine Schüssel geben und alles mit einem Pürierstab fein pürieren.

» Diese Masse in die Vertiefungen der Mini-Muffinform geben und für mehrere Stunden in den Gefrierschrank stellen. Bei Bedarf einzeln aus der Form lösen und eiskalt genießen.

Mein Tipp

Kokoscreme aus dem Bio-Laden oder Supermarkt ist dickflüssiger als Kokosmilch und lässt sich für Rezepte wie dieses gut verwenden. Sie gibt der Masse die richtige Konsistenz.

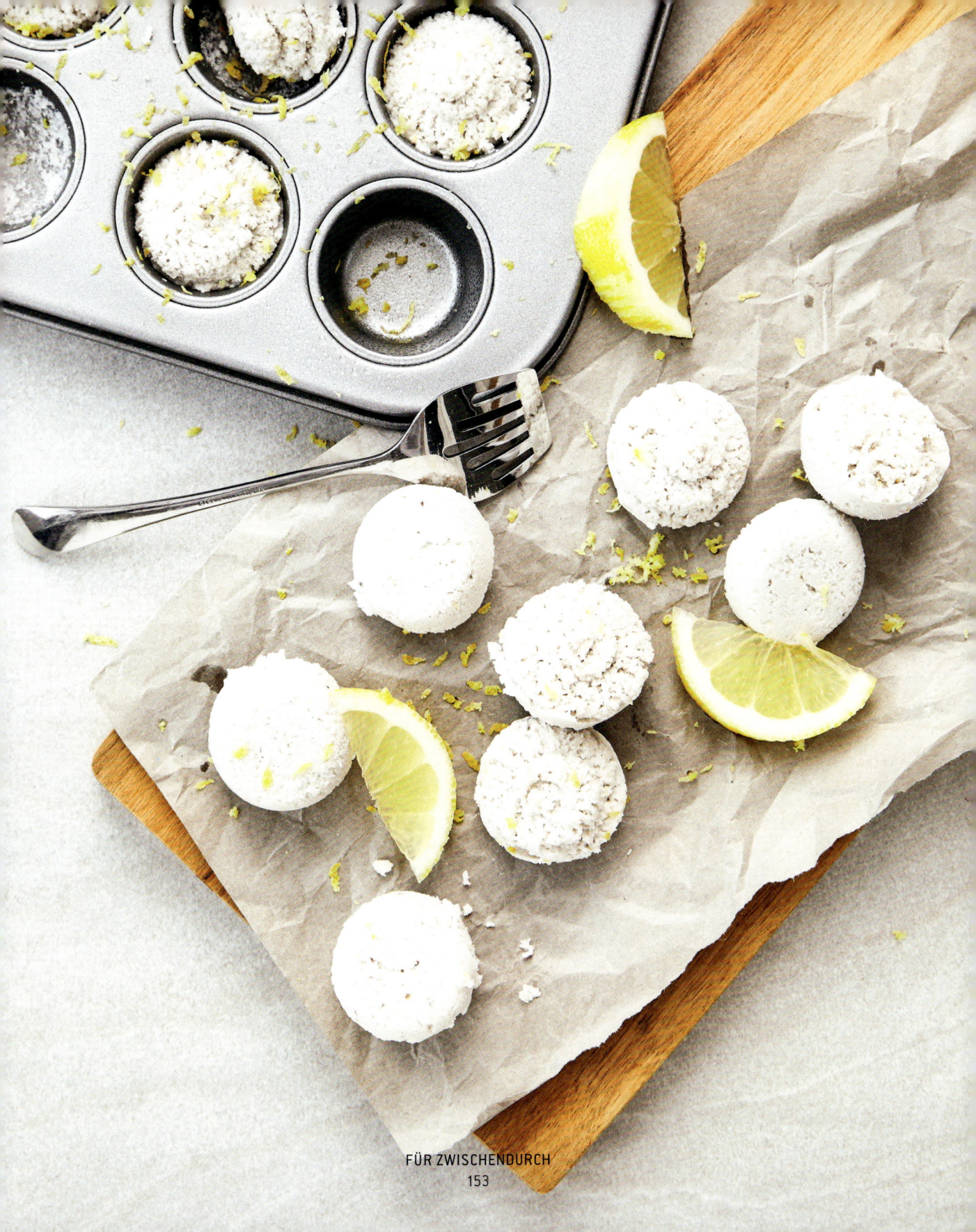

DETOX-WASSER *mit Ingwer*

🍴 2 Personen

🕐 10 Min. (+ Einwirkzeit)

🔥 **18,5 kcal** (77 kJ) pro Person

ZUTATEN

½ Gurke

1 grüner Apfel
(z. B. Granny Smith)

10 Minzeblätter

1 daumengroßes Stück
frischer Ingwer

1 Limette

1 kleine Messerspitze
Cayennepfeffer

ZUBEREITUNG

» Gurke, Apfel und Minzeblätter waschen. Die Gurke in dünne Scheiben schneiden. Den Apfel vierteln, entkernen und ebenfalls in dünne Scheiben schneiden. Den Ingwer schälen und in Scheiben schneiden. Den Saft der Limette auspressen.

» 1 Liter Wasser in eine große Karaffe geben. Ingwer, Gurke, Apfel, Limettensaft, Minzeblätter und Cayennepfeffer dazugeben. Das Detox-Wasser in den Kühlschrank stellen und ein paar Stunden ziehen lassen.

Mein Tipp

Das Detox-Wasser ist ideal für morgens nach dem Aufstehen, der Cayennepfeffer kurbelt den Stoffwechsel an, und die Säure der Limette sensibilisiert den Magen.

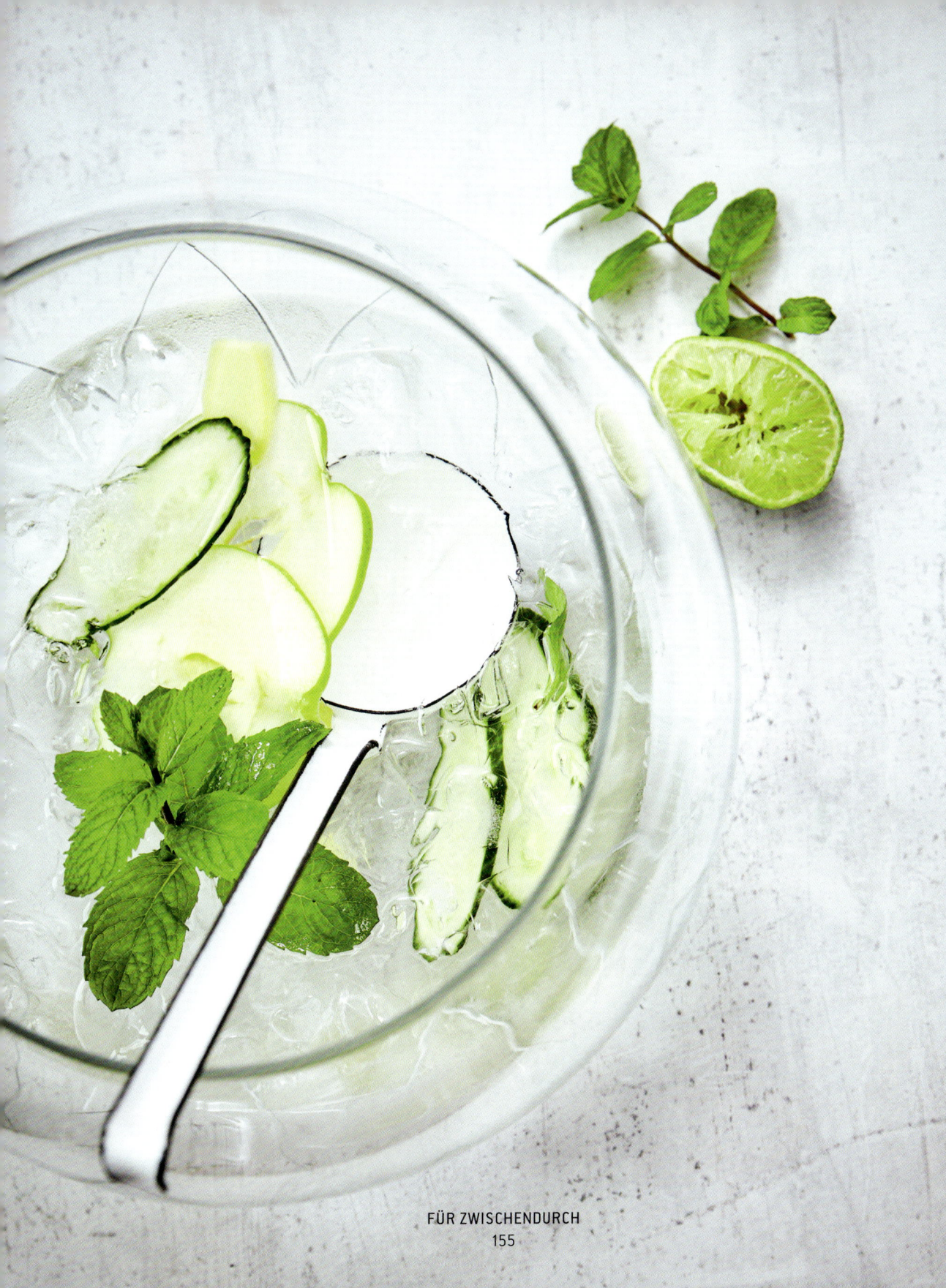

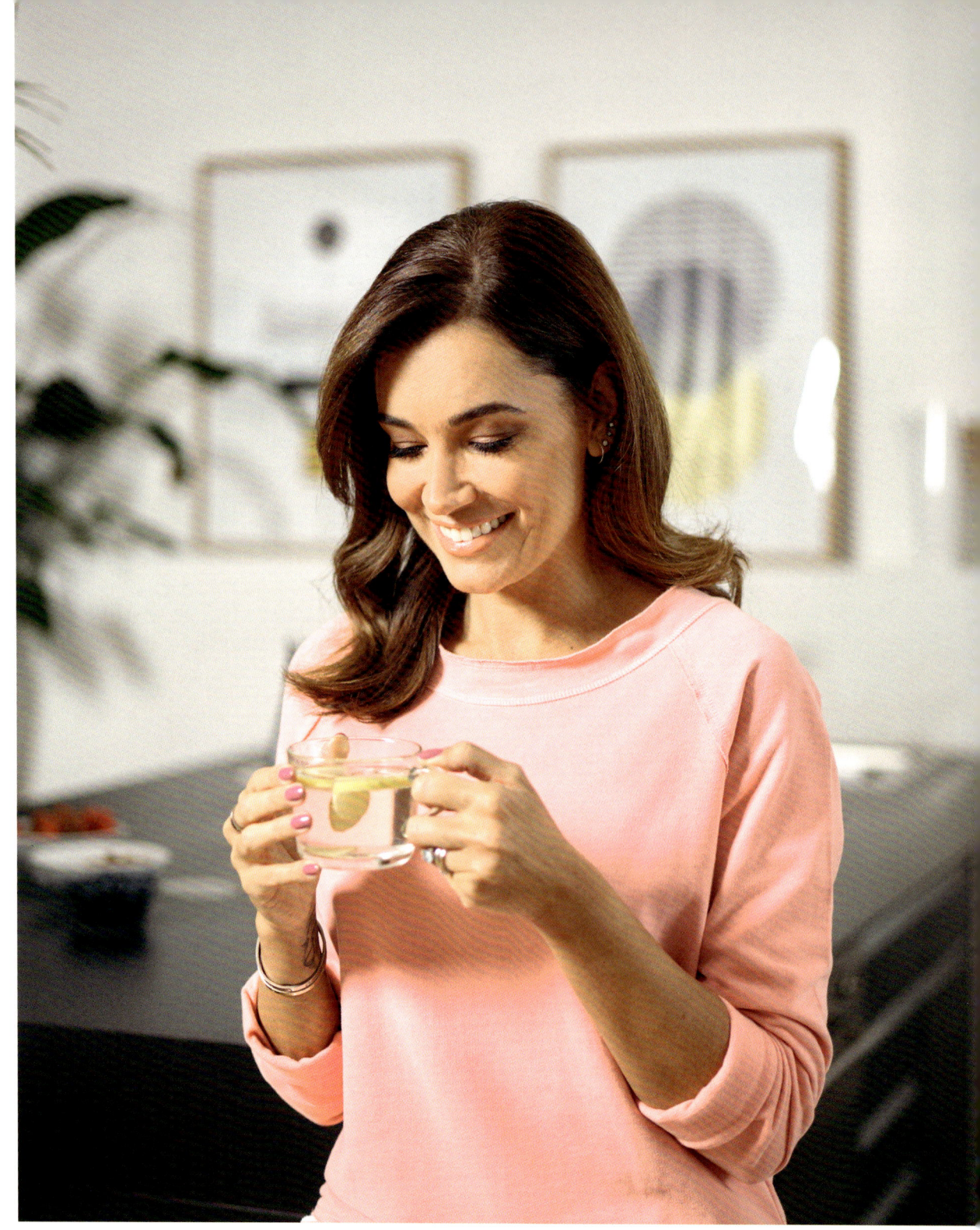

LAST MINUTE DETOX –
WAS STECKT DAHINTER?

Vielen und großen Belastungen sind wir im Alltag ausgesetzt, nicht nur die Belastung durch Stress und hohe Anforderungen, auch die durch Gifte und Chemikalien belastete Umwelt, Luft oder Nahrung gehören dazu. Unsere Lebenswelt ist toxisch – und der neue Trend dagegen: Detox-Kuren. Am liebsten natürlich ganz schnell. Last minute sozusagen. Aber was steckt dahinter? Und welche Detox-Maßnahmen werden angepriesen und beschrieben? Und was bringt das?

DETOX ODER EINFACH NUR GESUND?

Zentraler Detox-Kern aller bekannten Maßnahmen ist die Umstellung der Ernährung von säurehaltigen zu basischen Lebensmitteln. Das sogenannte Detox-Fasten startet zumeist mit einer vollständigen Darmentleerung, auf die dann die umgestellte basische Ernährung folgt: Obst und Gemüse, besonders grünes Gemüse wie Brokkoli, Zucchini, Spinat, grüner Spargel und auch Kohl; grüne selbstgemachte Smoothies sowie ein großer Anteil roher Nahrung. Gemieden werden die sogenannten säurehaltigen Lebensmittel wie Fleisch, Wurst, Milch sowie Zucker und Weißmehl.

Auch eiweißhaltige Lebensmittel sollen auf den Speiseplan: Nüsse, Hülsenfrüchte, weizenfreies Getreide wie Quinoa und Hirse. Dann zur Unterstützung der Leber – unser Entgiftungsorgan – Artischocken.

Verzichtet werden soll ferner auf Nikotin, Alkohol und Kaffee. Viel Wasser und Kräutertee – gerne mit Ingwer – oder morgens lauwarmes Zitronenwasser werden empfohlen.

Dazu: Bewegung – zum Beispiel Detox-Yoga zur Stimulierung der Organfunktionen besonders von Leber und Niere – sowie Sauna zum Ausschwitzen der Schlacken und Bürstenmassage zur Blutzirkulation zum verbesserten Abtransport von Giftstoffen. Und last but not least Entspannung und genügend Schlaf.

DER SCHLACKEN-MYTHOS

Das alles wird als Detox- oder auch Entschlackungsmaßnahme angepriesen, um die Gifte, die wir täglich über die Nahrung, Haut und Luft aufnehmen, schnell wieder loszuwerden. Schlacken – gibt es die überhaupt im Körper? Unser Körper ist doch kein Hochofen, der Steinkohle verbrennt ...

Nun, die Zweifel sind berechtigt. Schlacken gibt es nicht im Organismus. Gifte hingegen gelangen sehr wohl täglich in den Körper und noch viel mehr Gifte entstehen im Körper durch körpereigene Prozesse. Aber genauso wie sie hineingelangen bzw. dort entstehen, so schafft das Organsystem es ganz alleine, Giftstoffe wieder loszuwerden. Keine vermeintliche Detox-Kur könnte das besser als der Körper selbst. Die Leber, Nieren und Verdauungsorgane sind wahre Hochleistungs-Entgiftungs- und Ausscheidungssysteme. Ein gesunder Mensch benötigt für den Ausscheidungsprozess aufgenommener Gifte keinerlei Hilfe von außen. Er macht dies ganz von selbst täglich und innerhalb weniger Stunden.

Dass der Irrglaube von den Schlacken und den befreienden Detox-Kuren nach wie vor anhält, ist nicht verwunderlich. Die oben beschriebenen „Detox-Maßnahmen" sind ja per se nicht schlecht. Es handelt sich letztlich durchweg um gesunde Maßnahmen, die so oder so Sinn machen und dazu führen, dass die Menschen sich nach solchen „Kuren" besser fühlen. Aber sie haben nicht „entschlackt" oder Gifte ausgetrieben – das hat der Körper zwischendurch alleine erledigt –, sondern sie haben einfach etwas wirklich Gutes für ihre Gesundheit getan. Und natürlich tut das gut. Aber lassen wir es einfach dabei – die einen nennen es „Detox", du und ich sollten es vielleicht „Bewusst leben" nennen. Und wenn man bedenkt, dass Leber und Nieren jeden Tag innerhalb weniger Stunden ihr „Detox-Programm" absolvieren, dann ist das ja eigentlich auch irgendwie „last minute" ...

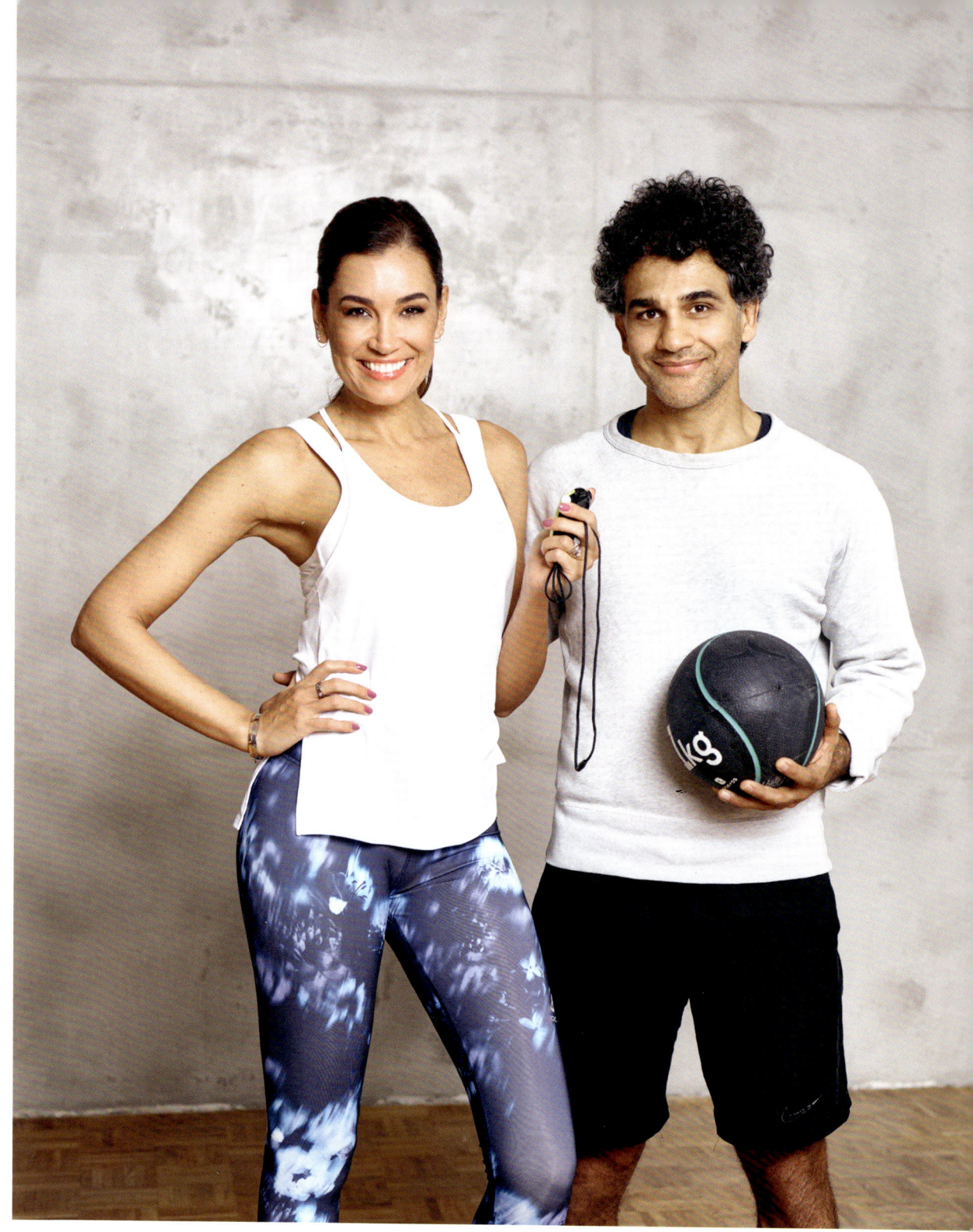

DANKE

Danke zu sagen, ist nicht immer einfach. Man denkt an alle, die in dieses Projekt involviert waren, aber auch an alle anderen, die mich in meinem Leben inspiriert und bis hierher gebracht haben. Manchmal kann ich kaum glauben, was ich alles geschafft habe und dass ich immer wieder etwas Neues erleben darf. Das ist ein Geschenk Gottes und deswegen bedanke ich mich an erster Stelle bei Gott — ohne meinen Glauben hätte ich vieles nicht gewagt. Danke für dieses wunderbare und gesegnete Leben!

Giovanni: Du bist derjenige, der mich immer unterstützt und das Beste aus mir herausholt. Durch Dich wurde ich zu einem besseren Menschen und auch wegen Dir trainiere ich regelmäßig — ich möchte ja für Dich weiterhin attraktiv bleiben. Hahaha. Für immer.

Meine Kids: Ihr seid das größte Geschenk meines Lebens und auch für euch trainiere ich — ich möchte so lange wie möglich mit euch Fangen spielen können, aber auch ein gesundes Vorbild sein. Ihr treibt jetzt schon gerne Sport, weil ihr das von Zuhause kennt. Ihr seid die besten Menschen und ich liebe euch unendlich.

Meine Mama und mein Bruder Leonardo: Eure Liebe und euer Glaube haben mich ebenfalls dahin gebracht, wo ich heute bin. Ihr habt mich nie gebremst und mir erlaubt, hoch zu fliegen, ganz besonderes du, Mama. Obrigada por tudo. Eu amo vocês.

Clementina, Bruno, Maria und Ste: Danke, dass ich bei euch eine Familie hier in Deutschland gefunden habe. Ihr seid immer da, wenn wir euch brauchen. Dafür sind wir unendlich dankbar! Ich liebe euch.

Maria: Du gehörst zur Familie! Danke, dass du unsere Kinder so sehr liebst und immer für uns da bist!

Tyson: Du bist der einzige wahre Dackel. Mein längster deutscher Freund. Seit über 16 Jahren an meiner Seite! Danke für deine Liebe!

Jenny, meine Agentin: Wir gehen durch dick und dünn zusammen und haben meinen Weg bis hierher ziemlich gut geschafft. Ich bin mir sicher, dass wir noch einiges vorhaben — unsere Geschichte hat noch viele Kapitel offen und ich freue mich, sie alle mit dir weiterzuschreiben.

Sascha: Manchmal muss man sich einfach einen neuen Schritt trauen, um wahrgenommen zu werden. Danke, dass du das Unmögliche immer möglich machst.

Asal, meine Make-up-Göttin: Egal, ob ich krank, müde oder genervt bin — du gibst mir immer das Gefühl wunderschön zu sein! Bin ich froh, dass ich Dich habe!

Meine Kunden: Jeder Job bedeutet für mich eine neue Herausforderung und die Verwirklichung eines Traums. Ihr seid viel mehr als nur ein Job — ihr schreibt mit mir meine Lebensgeschichte. Ihr erlaubt mir, ein Leben zu leben wie ich es mir vorgestellt habe. Ihr bringt mich sogar dazu, ein Sport-Freak zu werden!

Daniela, Fernanda, Alexander Elbertzhagen, Werner, Jenny, Anja, Nadine Dilly: Ihr seid mir alle wichtig und Teil meines Lebens. Danke.

EMF & Stephan Strauß: Und wieder wird ein Traum wahr! Danke, dass ihr an mich glaubt. Ich wünsche uns alle eine langfristige Zusammenarbeit und einen Mega Hot Body!

Und danke an meine Fans, Follower und Community: Ihr seid die Besten! Von Anfang an habt IHR an mich geglaubt und mich NIE hängen lassen. Lasst uns noch viele Momente teilen, gemeinsam Sport treiben und über lustige #couplegoals-Videos lachen. Danke, dass ihr da seid!

IMPRESSUM

Der Verlag bedankt sich für das freundliche Material-Sponsoring bei Odlo und Juvia.

Bibliografische Information der Deutschen Bibliothek.

Die Deutsche Bibliothek verzeichnet diese Publikation in der Deutschen Nationalbibliografie.

Detaillierte bibliografische Daten sind im Internet über http://www.dnb.de/ abrufbar.

Bei der Verwendung im Unterricht ist auf dieses Buch hinzuweisen.

EIN BUCH DER EDITION MICHAEL FISCHER

1. Auflage 2019

© 2019 Edition Michael Fischer GmbH, Donnersbergstr. 7, 86859 Igling

Cover, Layout & Satz: Silvia Keller
Lektorat: Andrea Freier, Saskia Wedhorn
Redaktion: Lisa Duhme, Bonn
Übungskonzeption: Mahmout Karimi
Coverfoto: Nadine Dilly Photography, Oberhausen
Fotos Innenteil Übungen: Ben Fuchs, Berlin
Fotos Rezepte: Nadja Buchczik, Bielefeld

Hair & Make-up: Asal Sahin, Düsseldorf
Fotoorganisation: 31Media GmbH, Stephan Strauß, München

ISBN 978-3-96093-342-7

Gedruckt bei Polygraf Print, Čapajevova 44, 08001 Prešov, Slowakei

www.emf-verlag.de